# NOUVELLE THÉORIE

DU

# DIABÈTE

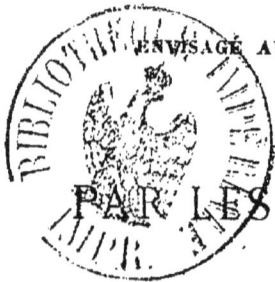

ENVISAGÉ AU POINT DE VUE DU VITALISME

ET SON TRAITEMENT

## PAR LES EAUX DE VICHY

PAR

## LE DOCTEUR E. BARBIER

Médecin aux eaux de Vichy

Ex-médecin du bureau de Bienfaisance du 8e arrondissement de Paris,
ex-médecin chargé de missions sanitaires en Orient, lauréat de la Faculté de Paris, membre
correspondant de l'Institut égyptien.

L'homme est un modèle exposé à la vue
des différents artistes. Chacun en considère
quelque face, aucun n'en a fait le tour.
HELVÉTIUS.

*Mirus quidam affectus st diabetes.*
ARÉTÉE, de diut. affect., cap. 2.

————∞————

## VICHY

C. BOUGAREL, ÉDITEUR-LIBRAIRE DE L'EMPEREUR

1865

# INTRODUCTION

L'organicisme de l'école de Paris, si toutefois elle mérite ce titre, tend à envahir toutes les issues de la science médicale contemporaine : cette école hybride (1), modèle, s'il en fut, de l'ensei-

(1) Si l'on s'impose avant tout d'être vrai, on doit reconnaître, en effet, qu'il n'y a pas d'école de Paris. Où donc en sont les attributs? Une doctrine unique, une devise, un drapeau, ce lien puissant enfin qui rattache les unes aux autres toutes les parties de l'enseignement. Le grand Broussais, l'oracle du Val-de-Grâce, avait pris en main ce sceptre que tant de pygmées se sont efforcés de rompre de son vivant même. Après et depuis lui, les conflits rapaces, ambitieux ou stériles, les opinions les plus contraires se combattant jusque dans le même hôpital, et qui mieux est, dans la même chaire. Nos académies donnent aussi carrière à ces cabales. Nos sociétés médicales sont des bazars de néologisme où l'on expose au public ébahi ses découvertes rajeunies, ses inventions, ses instruments, sa nomenclature, ses rêves, que sais-je, etc. Nous assistons, sans aucun doute, à une période de transition qui attend pour se résoudre la venue d'un autre Messie dans le monde médical épuisé par sa propre fécondité.

gnement le plus hétérogène, où les doctrines les plus opposées se livrent de mutuels assauts, jusqu'à ce qu'un homme taillé comme Broussais mette fin à ce gâchis scientifique ; cette école, dis-je, malgré ses éminents prosélytes, n'a que bien faiblement éclairé jusqu'ici la question qui se rattache au traitement et à l'étiologie du diabète sucré. En s'obstinant à ne voir dans l'homme que des organes et des fonctions, en ne brassant toujours que de la matière, on en est presque arrivé à matérialiser au même titre le malade et la maladie. On a en quelque sorte passé le rabot de l'organicisme sur l'ensemble des affections morbides qui assiégent notre espèce. Malgré les belles recherches de nos physiologistes, de M. Cl. Bernard surtout, cette ténébreuse maladie n'en est pas moins restée ce qu'elle était au temps d'Arétée, qui exprimait à cet égard ses efforts impuissants :

*Mirus quidam affectus est diabetes !* Cette ex-
clamation si légitime alors, n'en est pas
moins encore la devise de l'école actuelle,
comme autrefois réduite à combattre les
symptômes, à mesure qu'ils se présentent,
sans jamais espérer une cure radicale,
complète ou durable. Mais en considérant,
d'une part, le traitement de cette singulière affection au point de vue des ressources qu'offrent les eaux minérales appropriées, en interprétant, de l'autre, ses
manifestations conformément à la doctrine du vitalisme, ne pourrait-on pas en
tirer des inductions plus rationnelles et
par suite éclairer la thérapeutique restée
si obscure sur ce sujet? Ne pourrait-on
pas encore avec le vitalisme pénétrer plus
avant dans cette question, si tourmentée
jusqu'ici et toujours ténébreuse, de l'étiologie?

Le vitalisme est vieux comme le monde;
deux mille ans et plus d'existence raison-

née. Et depuis deux mille ans, le vitalisme fondé par Hippocrate, a toujours eu foi en son principe, qui a glorieusement survécu aux prétendues révolutions de la médecine. La pérennité de ses dogmes et l'illustration de l'école de Montpellier qui en a religieusement gardé la tradition, tout en lui survit à l'agitation des systèmes qui se remplacent tour à tour sur des ruines.

Loin de moi donc la prétention d'innover à propos du diabète, ou de créer sur ce point une théorie absolument nouvelle. Cette épithète ne s'applique qu'au terrain même sur lequel je me place, Vichy, où l'on n'a pas, que je sache, envisagé jusqu'ici la maladie au point de vue de cette doctrine, si féconde en résultats dans la pratique. Après avoir, comme tant d'autres, été si longtemps déçu par l'impuissance du système localisateur, appliqué à l'étude du diabète, en

haine de l'exclusivisme médical, je fais
appel au vitalisme pour lui demander la
raison de cette énigme, qui menace de
planer longtemps encore, et sur la cause,
et sur le traitement de cette redoutable
affection. En ce qui a trait à l'hydrologie
d'ailleurs, le vitalisme me semble beaucoup mieux rendre compte des nombreux
*desiderata* que soulève le mode d'action
des eaux minérales, rivé toujours à cet
éternel *quid divinum* des auteurs anciens.

Aussi bien le réveil des idées dynamiques commence à surgir dans la science,
et l'on sait toute la rectitude du vitalisme
appelé à juger cette grande question des
diathèses, qui n'obtient des systèmes localisateurs qu'un aveu d'impuissance. Or,
le diabète revêt toute sa gravité surtout
lorsqu'il existe à l'état diathésique; et
c'est sous cette forme que la question du
traitement entraîne les plus graves diffi-
cultés, dès qu'il s'applique à en prévenir

les récidives toujours imminentes. Aidée du concours de l'hydrologie médicale, éclairée par les lumières de cette doctrine, la pathogénie, comme la thérapeutique du diabète, en deviendra plus précise dans la pratique, en s'inspirant des données plus fécondes de la généralisation. Le principe absolu de la localisation morbide, sur qui repose l'organicisme, en est le contraste; son impuissance à juger cette grave question du diabète a été l'origine de théories plus ou moins creuses, qui n'ont végété qu'un instant dans la science. Le vitalisme, au contraire, immuable dans ses principes fondamentaux, toujours fixe dans ses points de départ, et progressif dans sa marche, ouvert à tous les perfectionnements, nous présente des notions cliniques d'une toute autre portée. Ma conviction est formelle à cet égard : je ne fais qu'y obéir en présentant ici l'étude de cette singulière maladie au double point de vue de la doctrine ancienne et des ressources que nous offrent sur ce traitement les eaux alcalines de Vichy.

D<sup>r</sup> E. BARBIER.

VICHY, le 5 juin 1865.

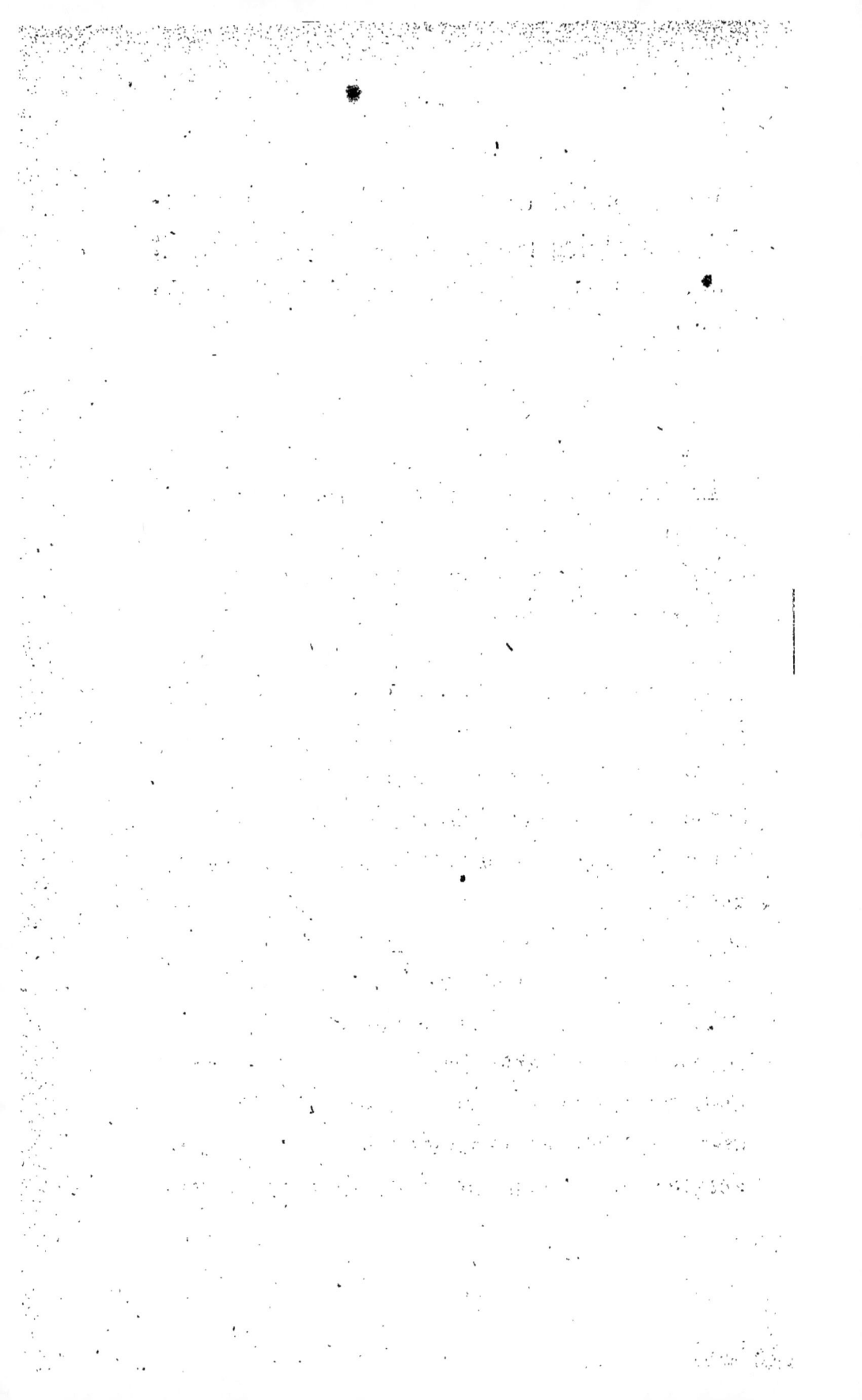

# CONSIDÉRATIONS SPÉCIALES

Les expériences de M. Cl. Bernard survivent presque seules à toutes les théories plus ou moins ingénieuses élevées à propos de l'origine et du traitement du diabète. Guidé par une sorte d'intuition, nous le voyons à un certain jour piquer le plancher du quatrième ventricule (cerveau, moelle allongée) chez un animal soumis à ses expériences, et aussitôt il constate la présence du sucre dans l'urine : Profond émoi dans le monde médical ! et les théoriciens novateurs de se mettre à la remorque du physiologiste pour fonder sur la pointe de son scalpel les plus hardies conceptions.

Celles-ci ne tardent pas à s'ébranler ; une nouvelle expérience vient en effet de se produire, importante, considérable, originale ; M. Cl. Bernard nous montre le foie, cet organe d'équilibration digestive, fabricant de toutes pièces du sucre dans l'organisme vivant, même en dehors d'une alimen-

tation spéciale... Nouvelle et plus profonde impression encore; mais le monde médical, peuple
remuant, n'est pas facile à gouverner. Apre à la
polémique, un illustre professeur s'efforce de re-
couvrer la santé pour entrer en lice, et anéantir
cette belle découverte, couronnée à la fois par
l'Institut, la Sorbonne et le Collége de France. Or,
que faire contre la force; les coups ne portent
plus, chacun se tait, l'on s'incline. Cette idée
nouvelle du grand physiologiste est donc prise en
sérieuse considération; désormais on ne marchera
plus dans les ténèbres avec ce flambleau récemment
allumé, et une nouvelle voie s'ouvre à la thérapeutique, tracée cette fois par le scalpel de l'expé-
rimentateur. Mais la nature intime, la cause du
diabète n'en demeurent pas moins un problème,
dont la solution est, pour le praticien, les sources
du Nil, tout au plus soupçonnée.

Si nous interrogeons, en effet, l'anatomie pathologique, dans cette maladie, elle nous répond par la
négative. Où est, dans cette affection, si grave d'ailleurs, la lésion anatomique qui peut devenir une
source d'indication? Cette lésion nous échappe; elle
est mobile, fugace, inconstante, et ne peut servir,
dans aucun cas, à guider le praticien, qui cherche

dans cet élément morbide, les bases d'un traitement
rationnel. On a, il est vrai, constaté un certain état
pathologique du rein. Cet organe est tantôt engorgé,
tantôt atrophié, tantôt à l'état normal , et ce caractère contradictoire ne saurait conduire à quelques
résultats utiles dans la pratique.

Irons-nous, avec M. Andral , conclure que l'affection a son siége dans le foie, parce qu'il a observé,
sur quelques cas isolés, l'engorgement de cet organe (hypérémie)? A son point de vue, la cause
du diabète réside dans cette hypérémie intense et
d'un aspect spécial. C'est là une idée purement
spéculative, car les premiers instants de l'agonie
suffisent pour supprimer toute trace de sucre dans
le foie, à l'état normal comme à l'état morbide ;
il faudrait donc que l'autopsie se fît sur des diabétiques morts subitement, ce qui est trop rare
pour que l'on puisse se permettre de croire à ce
phénomène , malgré toute l'autorité du clinicien
qui l'atteste. Les médecins localisateurs ne s'en
sont pas tenus là ; les poumons, les intestins,
l'estomac ont tour à tour exercé leur esprit investi-
gateur. On sait, en effet, que les diabétiques arrivés
à la période ultime de l'affection, présentent des
tubercules dans les poumons, et succombent assez

souvent à la phthisie pulmonaire; la transformation du sucre ou sa destruction s'opérant dans les poumons, les organiciens crurent devoir y faire siéger la cause du diabète. Mais observons ici que les poumons ne font que subir à leur tour l'ébranlement général imprimé à l'organisme, et qu'ils s'éteignent, pour ainsi dire, comme une lampe qui n'a plus d'huile. Ma comparaison est exacte, et le siége de la maladie est si peu dans ces organes, que tout symptôme diabétique a dès longtemps disparu lorsque la phthisie touche à sa période ultime; il n'y a donc, en ce cas, qu'une simple complication morbide; le plus grossier bon sens suffit pour ne pas s'y méprendre.

Après les poumons, on a invoqué l'estomac et les liquides mêmes qu'il secrète, comme étant le siége de la maladie; la première opinion vient de Rollo, la seconde de M. Bouchardat; l'une et l'autre résultent d'une hypothèse gratuite; car si les diabétiques ont une faim si considérable, sans la dominer, l'exagération de cet appétit doit en entraîner une autre, résultant d'un surcroît fonctionnel, et qui se traduit par un engorgement hypertrophique des parois de l'estomac; cette lésion, d'ailleurs, n'existe jamais chez les malades dont l'appétit est

constamment resté normal. Inutile donc de conclure.

L'opinion de M. Bouchardat est aussi illusoire
que la précédente. A ses yeux, le suc gastrique
devient le principe, la cause primordiale du diabète. Pour avoir mis du suc gastrique, venant d'un
diabétique, en contact avec des substances qui,
sous l'influence du suc gastrique normal, ne se
transforment pas en matière sucrée, il obtint du
sucre dans le verre à réactif : donc le suc gastrique
est le point de départ de la maladie..... Et voilà
le nœud gordien rompu, l'énigme de plusieurs
siècles résolue !.....

C'est là une naïveté dont tous les grands hommes
mêmes sont susceptibles; il ne s'agit pas seulement
de constater le fait de la production du sucre dans
ce verre, mais le principe, la cause première qui
provoque ce résultat dans l'organisme. Pourquoi et
comment le suc gastrique est-il dépourvu de ses
propriétés normales ? A ce compte, toutes les autres
sécrétions, en raison de leur solidarité, sont également altérées, et pourquoi? C'est ce que M. Bouchardat ne dit pas. Le plus souvent, d'ailleurs, il
n'y a pas d'estomac malade dans le diabète; que
devient alors cette hypothèse toute gratuite?

Irons-nous, sur les brisées de l'illustre professeur, porter nos vues sur le système nerveux?
considérer la maladie comme une innervation
morbide de l'estomac et de l'appareil digestif? C'est
bien donner à comprendre qu'en médecine comme
ailleurs, on dissimule adroitement ce qu'on ne sait
pas derrière une croyance, une opinion, etc.....

Mais pourquoi donc un savant a-t-il tant de répug-
nance à dire qu'il ignore? Serait-ce parce que les
grammairiens ont eu l'impudence de traduire
*ignorer* par *être ignorant?* Dans ce cas n'est-il pas
mieux, en effet, de faire l'aveu de son ignorance,
et reconnaître que la cause prochaine du diabète
nous échappe, au même titre que les mystérieux
phénomènes qui caractérisent la vie?

Après M. Bouchardat, voici venir M. Mialhe, qui
accuse le sang d'être le principe de l'affection : c'est
encore une autre utopie, forgée au mépris de cette
grande loi de solidarité organique qui préside à
l'ensemble du système vivant. La théorie de
M. Mialhe, d'ailleurs, n'a pas toute l'originalité qu'on
pourrait lui attribuer ; elle est une émanation directe des idées émises avant lui par Tiedemann et
Gmelin, dont il a tiré des conséquences exagérées.
La diastase animale jouit en effet de cette propriété,

de faire subir à l'amidon ingéré comme aliment la catalyse glycosique (autrement dit la transformation sucrée), ce dont sont privées les salives parotidiennes et sous-maxillaires pures, qui n'ont pas subi le contact de l'air. Transformé en matière sucrée, l'amidon ne devient alibile qu'en raison de l'alcalinité du sang. Celui-ci devient-il neutre ou acide ? L'assimilation du sucre n'a pas lieu et il passe par les urines, d'ou résulte l'affection diabétique.

Battue en brèche par M. Bouchardat, par M. Leconte et par M. Bernard surtout (qui a prouvé que le sucre s'assimile par fermentation et non par oxydation), cette théorie de M. Mialhe est restée consignée dans les fastes historiques du diabète et rien de plus. Elle a d'ailleurs le mérite d'identifier plus encore les fonctions de l'organisme vivant aux opérations du laboratoire ; car, suivant l'illustre chimiste, la destruction du glycose dans nos organes est en tous points conforme à la fabrication de la céruse, et l'action comburante du sang alcalin, à celle du noir de platine alcalinisé. On comprend tout le néant de cette théorie, aujourd'hui entièrement abandonnée et qui méritait de l'être plus encore que ses aînées.

Après M. Mialhe, d'autres dilettantes plus osés ont directement accusé le *pancréas* d'être la cause de la glucosurie et cela parce que l'on avait constaté que cette glande était diminuée de volume dans quelques cas isolées ; mieux valait, à ce compte, accuser l'organisation tout entière et l'on eût ainsi un peu moins divagué.

Tel est, en résumé, le but titanique auquel ont abouti les efforts prolongés de ces géants du monde savant, qui, des nuages de l'hypothèse et de l'iatro-romantisme, nous ont relégués dans ces marécages galéniques où nous sommes encore aujourd'hni, du moins à propos du diabète. — Il est à remarquer que moins une maladie est connue, plus les théories qui tendent à l'expliquer se multiplient : c'est ce qui n'aurait pas lieu si des novateurs trop zélés, loin de faire part de la première idée qui se présente, uniquement dans l'intention arrêtée de faire du bruit, avaient la vertu, encore inconnue, d'avouer qu'ils ignorent. S'ils s'en tenaient à ce noble aveu jusqu'à ce qu'on eût trouvé une explication évidemment propre à convaincre, à satisfaire tous les esprits, ils éluderaient alors bien des mécomptes, tout en laiss ant aux progrès de la science un plus libre cours.

. Mais il faut aussi reconnaître qu'une telle àb-négation p orterait une profonde atteinte au savoir

de ceux qui entassent dans leur cerveau indéfini-
ment dilatable, tout ce qui est *conjecture, hypothèse,
conception, verres gradués* (1) et autres hallucina-
tions *ejusdem farinœ.*

Cette grande polémique qui s'est donc agitée dans
les hautes régions de la science à propos du diabète, peut se résumer, ainsi que je l'ai dit ailleurs,
en deux mots : l'on dit vulgairement que l'un *admet*
et l'autre *pense* ; et vous pouvez avec facilité *penser*
tout ce qu'il vous plaira, car, dans tous les cas,
vous trouverez toujours des gens qui pensent ou
qui auront pensé comme vous. C'est là, en effet,
le langage usuel de l'école de Paris, son caractère
particulier, de nous présenter un certain nombre
d'adeptes qui tous pensent d'une façon, et d'autres
s'efforçant de renverser ce que les premiers ont
pensé, pour admettre des opinions diamétralement

---

(1) Nos lecteurs, qui déjà ont fréquenté Vichy, savent à quoi nous
faisons allusion en rappelant ce souvenir nébuleux qui se rattache
à cette singulière innovation à Vichy et qui obtint alors le succès
d'hilarité le plus éclatant. S'il n'amusa pas et la cour et la ville, du
moins il défraya jusqu'aux instants des donneuses d'eau qui firent
chèrement payer à l'auteur de ces verres gradués leur déception
inattendue. Aussitôt apparue en effet, cette belle découverte se
noya dans un verre d'eau.

*Habent sua fata libelli !...*

opposées. Et tous pourtant vivent sous l'empire de la même école, animés des mêmes principes : si au moins de ce choc des idées naissait la lumière ! Mais, non, le chaos partout, les conflits réciproques, souvent envenimés, et au milieu de ces luttes continuelles, généralement stériles pour la science, on se prend volontiers à adopter comme règle de conduite cette maxime de Chomel : *Meliùs est sistere gradus quam progredi per tenebras.*

Nous avons signalé l'impuissance du système qui a pour devise la localisation morbide, appelé à juger la question pathologique du diabète. Le vitalisme s'offre maintenant à nous, immuable, à l'abri de toutes ces théories creuses qui encombrent l'organicisme, et nous allons examiner les ressources qu'il offre à la thérapeutique comme à l'étiologie de cette même maladie. Nous envisagerons cette question à son point de départ pour en tirer toutes les conclusions susceptibles de l'éclairer, et au point de vue de l'hydrologie médicale, dont les effets sur l'organisation concordent si bien avec les principes mêmes de l'école vitaliste.

Je cherche à me rendre aussi intelligible pour le malade que pour le médecin, et je fais suivre chaque expression technique de sa signification en langage habituel. Je ne vise pourtant pas à ce but impossible : *la popularité de la médecine*, cette autre utopie ridicule qui provient d'un manque de distinction entre la médecine qui conserve ou préventive et la médecine qui répare, l'hygiène et la pathologie. La première est sans contredit utile au malade, surtout à propos de cette affection dont la gravité provient souvent de ce que son début passe inaperçu même aux yeux du médecin. Il importe donc que tous soient également prémunis contre les atteintes primitives de la maladie, dont l'évolution peut être enrayée en raison de la sollicitude du malade à cet égard. Aussi, parlerai-je en détail des moyens d'analyse que nous offre la chimie, pour découvrir la présence du sucre dans l'urine, et que chacun peut interroger plus ou moins utilement pour prévenir des dangers imminents. Une fois ceux-ci déclarés, le médecin

praticien seul est apte à les conjurer ; le malade
ne doit pas l'oublier et toujours avoir présente à
l'esprit cette sage maxime : *Sinè medico*, *vitæ*
*poculum fit lethale*. Ceci dit, j'aborde mon sujet
que je commence par définir.

Le diabète est donc cette maladie persistant
pendant un temps plus ou moins long, caractérisée
par la présence du sucre dans les urines. Les
Grecs appelaient ουρητικοί ceux qui en étaient
atteints ; Galien, diarrhée urineuse ou hydropisie
des voies urinaires.

Les médecins anciens ont également donné à
cette maladie le nom de *dipsacus*, parce que les
individus atteints de la morsure du serpent *dipsas*
étaient tourmentés par une soif très-vive. Hippocrate, le père de la médecine, ne parle pas du
diabète, et il ne faut pas trop s'en étonner, attendu
que l'horizon climatérique où exerçait le vieillard
de Cos, n'offrait que de bien rares exemples de
cette affection, qui sévit surtout dans les régions
du Nord, sous les climats brumeux et humides.
Sous le beau ciel des mers de la Grèce, elle devait
donc fréquemment passer inaperçue, si parfois
elle existait sous une forme très-bénigne. Mais,
Arétée nous a laissé une histoire complète sur ce

sujet. Willis est celui dont les idées sur cette maladie ont eu grand crédit à son époque; c'est également le praticien qui, le premier, pressentit la découverte du sucre dans les urines.

Or, les anciens, qui n'étaient rien moins que forts en anatomie pathologique, n'envisageant que les symptômes du diabète, l'avaient placé dans la classe des phthisies, dont le caractère était d'offrir un dépérissement progressif. De même en anatomie pure, nous voyons ces bons anciens, animés du génie des plus bizarres analogies, rencontrer dans le foie des *portes*, des *tables*, des *armes* et des *griffes*. Nous rions, sans trop savoir pourquoi, de cette façon si singulière de voir les choses et nous sommes les premiers à marcher dans le sillon qu'ils nous ont ouvert. Sans doute, le temps présent formera une moyenne proportionnelle entre les temps passés et les temps à venir.

L'on pourrait faire entrer dans la définition tous les symptômes qui signalent cette maladie. On peut la considérer comme une lésion dynamique de l'agrégat vivant, d'où résulte une manifestation morbide complexe, offrant comme caractères principaux une sécrétion anormale d'urine, soit en quantité, soit en qualité, une soif et une faim plus ou moins considérables, avec dépérissement progressif. On peut, au même titre, l'envisager comme une cachexie (altération profonde de l'organisme), caractérisée par une lésion spéciale de la nutrition générale. En dernière analyse, le praticien se trouve ici placé en face d'une altération qui n'est que l'effet d'un état général de l'agrégat vivant, ou d'une lésion vitale et organique générale des solides et des fluides. Il s'agit, en un mot, d'une diathèse que la théorie physiologique ne saurait seule éclairer et dont la nature intime s'est dérobée jusqu'ici à tous les moyens d'investigation de l'analyse chimique.

Je ne m'occupe ici que du diabète sucré (*glucosurie*), sans parler de ces états morbides, dont la polyurie (*sécrétion abondante d'urine*) est le caractère principal, aussi rangés dans l'espèce diabète et qui ne sont plus justiciables des eaux alcalines de Vichy. L'urine peut aussi devenir accidentellement sucrée (*diabète aigu, périodique, accidentel ou symptomatique*), sans que pour cela on soit en droit de considérer le malade comme diabétique. C'est ainsi qu'on a pu observer un individu syphilitique chez qui, durant le cours d'un traitement mercuriel, on constata la présence du sucre dans les urines.

Sous d'autres points de vue, l'urine peut ne pas présenter le caractère sucré chez un malade qui, d'ailleurs, sera affecté de polyurie, de polydipsie (*soif considérable*), et chez lequel on observera un amaigrissement rapide avec tendance à la phthisie tuberculeuse. Ici, comme en d'autres cas, le diabète existe, et par suite, le sucre ne serait donc plus un caractère pathognomonique (*distinct*) de l'affection qui m'occupe; et d'ailleurs, ce principe morbide peut disparaître à certaines périodes de la maladie, pour revenir ensuite. — Cette assertion a été combattue et l'on a accusé l'imperfection de la science, de la chimie dont les réactifs grossiers étaient impuissants à déceler la présence du sucre dans l'urine. — On a prétendu aussi que ce sucre, se trouvant sous un état moléculaire particulier, ou de combinaison singulière, ne pouvait être trahi par les réactifs ordinaires. Nous sommes toujours en ceci sur le terrain des hypothèses gratuites. J'ai hâte d'en sortir par la seule issue qui me conduit à n'admettre qu'une seule espèce de diabète, la seule appropriée au traitement des eaux alcalines de Vichy, le diabète sucré.

ÉTUDE DES CAUSES (ÉTIOLOGIE).

Sans nous arrêter à l'idée d'Arétée, qui considère la morsure du *dipsas* comme pouvant produire
les caractères du diabète ; sans parler du virus de
P. Franck, nous arriverons à Gueudeville, qui
attribue la cause principale de la maladie à une
déviation spasmodique et constante des sucs nutri-
tifs et non animalisés sur l'organe urinaire. Cette
explication résulte de l'ignorance où l'on était alors
à l'égard de l'espèce du produit sucré renfermé
dans les urines et que M. Chevreul découvrit plus
tard, en 1815.—J'arrive donc à l'étude des causes
occasionnelles auxquelles on a fait jouer un rôle
particulier et moins illusoire : je veux parler de
l'influence du climat.

C'est, en effet, en Angleterre, en Hollande et
même dans le nord de la France, que l'on observe
le plus ordinairement cette affection. Il ne faudrait
pas en conclure qu'elle fût absolument étrangère
aux pays méridionaux, et ce qui semble y favoriser
son développement serait l'alimentation végétale
exclusive, qui domine dans certaines saisons de

l'année, unie à l'influence de l'humidité permanente. On a observé aussi que les hommes sont plus exposés au diabète que les femmes (ce dont témoigne hautement la statistique médicale de Vichy), qu'elle appartient plus à l'âge adulte et à la vieillesse qu'à l'enfance, chez laquelle on l'a néanmoins rencontrée, si nous en croyons Willis, Rollo, Guersant et autres.

On a fait jouer un rôle particulier à l'abus des mercuriaux (qui provoquent à la longue une prostration du système nerveux central), aux suppurations abondantes, dans la production de cette maladie. J'en dis autant de l'abus des boissons aqueuses acidules, bière, cidre, diurétiques, l'emploi des cantharides ; mais ce sont là des causes assurément fort douteuses.

Une alimentation insuffisante ou de mauvaise qualité exercerait peut-être une influence plus manifeste, et cette idée résulterait de la fréquence du diabète à l'île Ceylan, dont les habitants se nourrissent fort mal. On a enfin considéré l'hérédité, une métastase de la goutte, la répercussion d'un exanthème, comme exerçant une certaine influence sur le développement de la maladie qui nous occupe.

Après l'énumération de ces différentes causes dont l'action est plus ou moins efficiente, nous interrogerons la chimie sur ce point ténébreux de pathologie.

Déjà nous avons dit quelques mots sur les opinions relatives à M. Mialhe, et dont il ne s'est pas encore départi, tant est enraciné profondément l'instinct de paternité. Des recherches de ce chimiste, il résulte que toutes les substances alimentaires hydro-carbonées, comme le sucre, le raisin, la dextrine, ne peuvent éprouver le phénomène de l'assimilation qu'après avoir été transformés, par les alcalis du sang, en de nouveaux produits, au nombre desquels figure un corps doué d'un pouvoir désoxygénant très-énergique. Puis, il se demande si l'on n'est pas autorisé à penser que ce composé remarquable doit jouer un rôle quelconque dans l'accomplissement des mutations organiques, dont l'ensemble constitue le mystérieux phénomène de la vie, qu'il doit servir de contre-poids à la respiration, ou mieux, à l'oxygénation respiratoire.

Or, chez l'homme à l'état normal, cette décomposition chimique mentionnée s'exerce lors de l'ingestion des matières sucrées ou amylacées dans

l'estomac ; dès lors plus de sucre dans les urines.
Mais chez le diabétique, il n'en est pas ainsi ; la
décomposition n'a pas lieu, et en voici la raison :
Les diabétiques ne suent pas, d'après M. Mialhe,
bien entendu, et comme toutes les sécrétions cuta-
nées sont acides, il en résulte que toutes ces
sécrétions étant supprimées, on ne voit plus dans
le sang les alcalis libres ou seulement carbonatés ;
leur présence y est impossible, et, par suite, la
réaction chimique, cause première de l'assimilation
du sucre, est aussi impossible ; ce qui fait que le
sucre sort de l'économie avec toutes ses propriétés
premières.

De ces considérations, M. Mialhe conclut que le
diabète tient à un vice d'assimilation ou de nutrition, ce qui est loin d'éclairer le sujet en litige. Le
sucre, selon lui, impuissant à servir à l'accomplissement des mutations organiques, agit dès lors
comme corps étranger, dont l'économie tend sans
cesse à se débarrasser. Ainsi le fait chimique de la
saccharification outrée des matières amylacées
dans le diabète, n'est qu'un phénomène insigni-
fiant qui n'explique pas l'espèce d'intoxication
passive que les matières sucrées font éprouver aux
individus chez qui la composition normale du sang

est changée, c'est-à-dire dans le diabète. J'ai, de plus, exposé déjà l'objection concluante faite à cette théorie par M. Bernard, qui a démontré que la destruction du sucre s'opère, non par oxygénation, mais par un effet de fermentation. Puis, M. Leconte a prouvé ensuite que M. Mialhe était parti d'un principe faux et reconnu tel par la chimie expérimentale elle-même. Le glycose, en effet, réduit l'oxyde de cuivre dans les liqueurs acides ; c'est là un fait chimique avéré, contre lequel M. Mialhe s'élève sans raison. Quant à l'argument relatif aux sucres qui peuvent être transformés par les alcalis et qui seuls sont détruits dans l'organisme, contrairement au sucre de canne qui passe dans les urines lorsqu'il est injecté dans l'une des veines jugulaires, et cela, parce que les alcalins sont impuissants à le réduire ; cette opinion, dis-je, est purement illusoire. Le sang de la veine porte, dépourvu de tout principe acide, réduit ce sucre de canne, s'il y est injecté et, après avoir passé dans le foie, il ne passe plus dans les urines. M. Leconte a prouvé ce fait, tout en protestant contre ces tendances, qui attribuent aux fonctions organiques les données fournies par les expériences de laboratoire. C'est de la médecine d'amphithéâtre contre les dangers de laquelle on ne saurait trop se mettre en garde ; M. Mialhe nous en donne une preuve concluante. Que si j'ai de nouveau insisté sur cette théorie, c'est qu'elle nous conduit à la médication alcaline de Vichy, mais par une toute autre voie que celle indiquée par l'illustre chimiste, et pour des raisons bien autrement légitimes. Nous nous occuperons de ce point important à propos du traitement.

J'ai développé suffisamment les idées de M. Bouchardat sans qu'il soit nécessaire d'y insister encore, et j'aborde un autre ordre de causes auxquelles on a attribué une influence moins contestable sur le développement du diabète. M. le professeur Réné, de Montpellier, est le premier qui ait constaté l'existence du diabète sucré chez quelques femmes arrivées à la dernière période de la grossesse, c'est-à-dire à la période dite séreuse.

On sait déjà que la présence de la kyestéine dans les urines chez les femmes enceintes, cette mucosine, qui existe normalement dans ce liquide, se trouve en quantité plus notable, pendant la gestation que dans les autres conditions physiologiques.

On sait de plus que l'existence de l'albumine dans ce même liquide, impliquant une certaine

corrélation avec l'œdéme et l'éclampsie, est aussi
un phénomène assez constant dans l'état de grossesse. Mais l'existence du diabète sucré survenant
chez la femme enceinte est une particularité assez
insolite pour qu'elle soit ici consignée : Après
M. Réné, M. H. Blot, chef de clinique d'accouche-
ments à la Faculté de médecine, est venu donner
l'appui de son témoignage sur ce point, en confir-
mant que non-seulement les femmes enceintes, mais
toutes les nourrices, aussi bien que les femmes en
couches, en grande partie, offrent ce phénomène,
purement transitoire d'ailleurs. Est-ce là un état
morbide? Assurément, non. Ce ne peut être qu'une
simple modification du système nerveux central,
qui entraîne cette suractivité des fonctions nu-
tritives.

Si nous réfléchissons, en effet, aux perturbations
qui se manifestent dans l'organisme chez la femme
arrivée à cette période de la grossesse, période dite
séreuse, nous comprendrons qu'un tel phénomène
puisse survenir comme élément de complication. Il
y a, en effet, pléthore séreuse; le sang n'a plus
alors la crase convenable. Ce sont les vaisseaux
blancs qui sont ici en scène, et les femmes chloro-
tiques ont surtout à souffrir de cette période de la

grossesse. Or, la chlorose, l'œdème et la pléthore séreuse sont souvent des complications qui surviennent dans la maladie qui nous occupe, et l'on comprend que le diabète puisse survenir à cette période de la gestation, qui détermine, pour ainsi dire, une révolution organique, néanmoins compatible avec l'état physiologique.

Il est encore un autre ordre de causes dites externes ou traumatiques, qui peuvent déterminer le diabète, à titre aussi transitoire, et dont le traitement ne relève guère des eaux de Vichy. Telle est l'affection diabétique qui résulte, par exemple, d'une blessure directement appliquée sur le foie, comme une contusion quelconque, un coup de pied de cheval; le diabète disparaît alors avec la lésion qui lui a donné lieu, dès que celle-ci a cédé au traitement qu'elle exige.

La commotion du cerveau résultant d'une chute sur la tête, ou d'un coup appliqué sur cette région, entraîne à son tour un diabète accidentel et aussi temporaire. Dans l'un et l'autre cas, la lésion dynamique de l'agrégat vivant, entraînant une perturbation si grande des forces vitales, se traduit par l'existence du sucre dans les urines. Le vertige comitial enfin, l'attaque d'épilepsie, toutes causes

3

susceptibles de troubler si profondément l'équilibre du dynamisme vital, provoquent accidentellement la présence du sucre dans les urines. J'en dis autant de l'onanisme, des névroses, des affections graves du système nerveux, des lésions qu'elles entraînent, des affections morales qui provoquent une perturbation fonctionnelle profonde et persistante, toutes causes non moins efficientes du diabète. Mais alors celui-ci revêt un plus haut caractère de gravité, en raison de sa persistance, de sa chronicité et du trouble porté à l'ensemble des fonctions organiques. Dans ces circonstances, le traitement du diabète est tributaire des eaux minérales de Vichy, qui seules peuvent en atténuer efficacement l'évolution et même l'enrayer parfois d'une façon radicale.

# DES MOYENS

PROPRES A DÉCÉLER LA PRÉSENCE DU SUCRE DANS LES
URINES.

Les malades ne doivent pas ignorer que c'est avec
le concours de ces moyens qu'ils peuvent utilement
arriver à prévenir le développement de cette cruelle
affection. Je crois donc faire ici acte d'humanité en
insistant sur les détails que comporte ce sujet et leur
rappelant ce précepte si sage du poète latin :

> Principiis obsta, serò medicina paratur
> Cum mala per longas invaluere moras.

Sans parler de ce procédé aussi simple que ré-
pulsif, qui consiste à goûter les urines à l'aide du
doigt qu'on y trempe, en raison même de son infi-
délité, je ne m'y arrête pas, et je passe à un mode
d'exploration non moins facile et plus exact. Je
veux parler de celui qui consiste simplement à
verser quelques gouttes du liquide soupçonné dans
le creux de la main et de laisser quelques instants

l'évaporation se produire au contact de l'air. Si l'on frotte alors les mains l'une contre l'autre, elles deviennent sensiblement collantes, ainsi que le fait aurait lieu avec de l'eau sucrée ; de plus, si l'on conserve cette urine à l'air libre et pendant les grandes chaleurs, les mouches ne tardent pas à se placer à sa surface, si elle est sucrée.

On a aussi recommandé ce procédé vulgaire qui consiste à déposer quelques gouttes du liquide suspect sur une feuille de papier blanc non collé : si en l'abandonnant à l'air libre, elle laisse une tache transparente, analogue à celle qui résulterait de quelques gouttes d'huile, l'urine renferme du sucre ; que si on la laisse quelque temps séjourner dans un vase exposé à l'air, cette urine acquiert une odeur vineuse et nullement ammoniacale ; elle a donc perdu ses propriétés physiques normales.

Bence-Jones a proposé de s'arrêter au résidu de l'urine obtenu par évaporation d'une simple goutte sur un morceau de verre, et jusqu'à siccité complète, puis d'observer ensuite cette plaque de verre sous le champ du microscope ; on distingue alors des corps nuancés différemment, offrant l'aspect de touffes cristallines qui contiennent du sucre et de l'urée, et s'altèrent promptement à l'air humide. Mais ce moyen, qui rompt déjà avec la simplicité des précédents, sans en avoir l'exactitude, nous conduit aux procédés scientifiques dont je vais exposer successivement les plus usuels et les plus sûrs dans leurs résultats.

C'est en premier lieu :

1° *L'acide azotique* (ou nitrique). — L'urine normale traitée par ce réactif, donne, après un certain laps de temps, un précipité sous forme de beaux cristaux feuilletés. Ce sont des cristaux de nitrate d'urée. Mais l'urine devient-elle diabétique, le phénomène précédent n'a plus lieu, lors même que l'urine contiendrait une quantité énorme d'urée. Concluons donc que si nous traitons ce liquide par l'acide nitrique, et que ce réactif ne donne pas de précipité cristallisé, déjà nous pouvons alors préjuger de l'état morbide et présumer la glucosurie ; mais la science possède d'autres moyens plus directs et plus prompts.

2° *La fermentation.* — Ce mode d'agir est fondé sur la propriété qu'ont les corps organisés de se décomposer dès qu'ils sont mis en contact avec un corps qui ne se décompose pas lui-même. La levure de bière, mise en contact avec un liquide sucré, dégage de l'acide carbonique ; il reste de l'alcool en dissolution dans la liqueur. L'urine diabétique ainsi traitée par un ferment, renfermée dans une fiole à médecine, munie d'un bouchon auquel est adapté un tube recourbé plongeant sous l'eau et se rendant sous une cloche aussi remplie d'eau, on maintient la température à + 20° ou à + 22° R. Après un certain temps, l'acide carbonique se dégage, révèle son existence par cette propriété d'éteindre les corps en combustion ou enflammés, et troubler l'eau de chaux; il reste dans la liqueur de l'alcool que l'on reconnaît par la distillation; de cette façon on a recueilli en deux produits le sucre contenu dans les urines. Mais ce procédé n'a pas toute la précision désirable quant à l'évaluation quantitative. Je passe au suivant, plus sûr et plus précis.

3° *La liqueur de Barreswil et Bernard, réactif cupro-potassique* ou *cupro-tartrate de potasse.* — Ce liquide n'est autre qu'un sel double de potasse et de cuivre et qui représente une coloration d'un beau bleu; on le prépare en dissolvant simplement du tartrate de cuivre dans une solution de potasse. — Si l'on ajoute à l'urine diabétique une légère proportion de cette liqueur, et qu'on soumette le mélange à l'ébullition, on obtient un précipité caractéristique qui passe par différentes nuances du jaune-rougeâtre, et qui est un protoxyde de cuivre, le glycose s'oxydant aux dépens du bioxyde de cuivre. Mais les urines très-riches en urates comme celles des femmes enceintes, réduisen t également le réactif cupro-potassique et le précipitent, et cela sans que l'on soit en droit de conclure que le liquide renferme du sucre. Pour éluder la confusion, alors on élimine toutes les matières réduites, et si le liquide qui en résulte, après avoir été filtré et additionné d'ammoniaque, précipite encore avec la solution cupro-potassique, c'est que l'urine contient infailliblement du sucre ; dans tous les cas, s'il y a absence totale de précipité, on est convaincu qu'il n'existe pas trace de sucre dans les urines.

4° Il existe un réactif plus prompt : c'est un mélange de sulfate de cuivre, de tartrate de potasse et de potasse caustique ; quelques gouttes de cette solution au quart forment sur le champ, avec les urines, un précipité bleu très-marqué.

5° *Le procédé Moore*. — Il consiste à ajouter à l'urine moitié de son poids de solution de potasse, puis chauffer jusqu'à ébullition. Le liquide mélangé devient aussitôt brun s'il existe du sucre. C'est là un des moyens aussi exacts que simples.

6° *Le procédé de Fehling*. — De tous, il est le

plus en vigueur, le mieux en crédit, et mérite de l'être pour son exactitude appliquée au dosage du glycose; mais il est compliqué et ne mérite pas moins d'être manié par une main expérimentée.

Nous n'avons jusqu'à présent exposé que des moyens d'une exactitude relative, mais généralement faciles, et presque tous à la portée des malades. Le procédé Fehling a une valeur toute scientifique et emporte avec lui une précision rigoureuse, que l'on chercherait en vain dans les précédents. C'est aussi celui qui est exclusivement employé à Vichy, par M. Jaurand, pharmacien de l'Empereur, qui apporte dans les nombreuses analyses qui lui sont soumises, une rigueur, une sollicitude et une précision qui lui ont acquis cette confiance si légitime, dont il est digne à tous égards.

J'ai eu, moi-même, longtemps recours à son expérience de praticien, que je n'ai jamais surprise en défaut dans ses prévisions à l'égard de mes clients. Je lui devais ici cette simple mention toute désintéressée et je m'empresse de la lui rendre. Les recherches réitérées qu'il a faites d'ailleurs sur la question si importante du régime dans le diabète, seront consultées avec fruit par les malades. M. Jaurand a donc exclusivement recours à cette

liqueur qu'il prépare lui-même au fur et à mesure
du besoin, et prévient ainsi toute altération. Elle
consiste en un mélange titré de sulfate de cuivre
cristallisé et dissous dans l'eau, de tartrate de potasse et de lessive de soude, le tout en solution
aqueuse, de façon à obtenir un litre de liquide. A
l'aide de ce réactif si précis, on sait que pour précipiter entièrement le cuivre contenu dans 10 cen-
timètres cubes de la liqueur titrée, il faut 11,5 cen-
timètres cubes d'une liqueur renfermant 5 grammes
de sucre desséché, dissous dans un litre d'eau. On
peut ainsi se rendre compte de la sensibilité du
réactif et de sa précision. De même, pour précipiter 100 parties d'oxyde de cuivre, il faudra donc
45,25 parties de sucre. On calcule facilement la
quantité de sucre renfermée dans l'urine d'un diabétique, d'après la quantité de la liqueur employée.
J'ajoute qu'il survient un moment où la liqueur titrée n'est plus décomposée.

Après l'exposé de ce dernier moyen si remarquable dans ses effets rigoureux, on pourrait ici
clore la série; mais comme nous nous adressons
aussi bien aux malades qu'aux personnes qui ont
des notions spéciales sur ce sujet, nous ne ferons
que passer en revue les quelques autres moyens non

moins usuels que les premiers déjà mentionnés.
De ce nombre est le *chlorhydrate de baryte*, qui
jouit de la propriété de troubler un peu l'urine diabétique ; il se forme alors un précipité blanc sale,
qui est du sulfate de baryte. — Puis, *l'acide sulfurique concentré*, qui donne à l'urine morbide une
belle couleur rose, avec effervescence sensible, et
nulle dans l'urine normale ; plus tard, le mélange
devient d'un rouge jaune.

*L'eau de chaux*, mêlée à l'urine diabétique, à la
température ordinaire, blanchit et trouble de suite
ce liquide en dégageant une faible odeur d'ammoniaque. Il ne tarde pas à se former un précipité
blanc, neigeux qui n'est autre chose que du phosphate de chaux. Dans l'urine normale, le mélange
prend une couleur jaune citron caractéristique.│

Nous passons sous silence, en raison de leur
complication, les procédés qui ont trait à la *polari-
sation de la lumière* avec l'appareil de Biot ou à
l'aide du *saccharimètre* de l'opticien Soleil, instruments précieux pourtant, eu égard à leur exquise
sensibilité ; — la *cristallisation* préconisée par
M. Bouchardat, qui exige à son tour les ressources
d'un laboratoire, et nous passerons ensuite aux
symptômes du diabète.

C'est avec l'appréciation rigoureuse, exacte des symptômes du diabète, que l'on peut espérer en atteindre les développements et les enrayer plus tard. Le plus souvent, les débuts de cette maladie passent inaperçus pour le médecin comme pour le malade, qui ne recourt aux ressources de l'art que lorsque ces symptômes ont pris une alarmante intensité. Souvent, d'ailleurs, la marche insidieuse de l'affection n'en n'impose pas moins une dangereuse sécurité, contre laquelle il importe de se prémunir d'autant plus, que l'évolution morbide s'accomplit quelquefois sans la moindre douleur et sans autre phénomène qu'une émission abondante d'urine.

Mais l'attention du malade s'éveille lorsque les symptômes précurseurs se traduisent par une lassitude générale, des rapports nidoreux, une sécheresse des premières voies et un appétit progressif. La salive devient blanche, écumeuse; une anxiété épigastrique suivie de prostration des forces avec sentiment d'ardeur et parfois de strangulation à la gorge ; tels sont les premiers indices non absolus de l'affection. Successivement la soif se développe, phénomène plus caractéristique, elle devient quelquefois même inextinguible (polydipsie), et pour être satisfaite, elle usurpe sur les heures de sommeil du malade.

Mais on a cité des sujets diabétiques, et l'on en observe à Vichy comme ailleurs, chez qui la soif était nulle et qui néanmoins urinaient beaucoup avant de recourir au traitement thermal, et voici l'explication qui a été donnée à cet égard : l'absorption, a-t-on dit, suffit pour porter dans l'organisme les liquides en vapeur contenus dans l'atmosphère. Or, l'absorption pulmonaire et cutanée, voilà les deux voies principales par où s'opère le passage des vapeurs atmosphériques. Cette explication, qui n'est pas dénuée de fondement, nous ferait comprendre comment le diabète éclate de préférence dans les climats brumeux et humides, et de plus, comment il se fait que l'urine est souvent plus abondante que le liquide ingéré.

Pendant la digestion, il y a développement de chaleur anormale dans le ventre, quand le froid se fait sentir aux lombes, à l'hypogastre et aux extrémités. A mesure que la maladie se développe, les déjections alvines deviennent rares, endurcies et n'ayant presque pas d'odeur. La constipation est habituelle. Les urines sont sécrétées en abondance, même pendant la nuit. Elles prennent quelquefois l'aspect huileux et lactescent (urines chyleuses), lorsqu'elles sont d'autres fois souvent claires et limpides, inodores, ressemblant à du petit-lait clarifié. Elles ne forment aucun dépôt et offrent une saveur sucrée, une densité plus forte qu'à l'état normal.

Plus tard, les accidents prennent une plus grave intensité ; la peau, surtout celle de l'abdomen, est sèche et rugueuse ; on la trouve soulevée par des veines apparentes. Elle est quelquefois le siége d'éruptions spéciales. J'ai eu ainsi l'occasion d'observer un herpès zona coïncider avec l'affection qui nous occupe, chez une femme de 56 ans, traitée à l'Hôtel-Dieu de Paris, service de M. le professeur Rostan. Cette complication insolite fut traitée par l'expectation, des boissons délayantes, une température modérée et rien de plus. La maladie continue-t-elle à se développer? Une mucosité visqueuse revêt la muqueuse buccale, linguale et pharyngienne. Dès lors la voix s'affaiblit, la soif devient intolérable. Le marasme survient et s'empare des extrémités inférieures. On a observé quelquefois

une hydropisie ascite. L'urine s'accroît successivement et l'émission en devient considérable (polyurie). Sensation de bouffées de chaleur. Il survient
une fièvre continue avec exacerbation sur le soir ;
enfin, les centres nerveux sont quelquefois entrepris
par l'affection qui va s'aggravant chaque jour. La
vue s'affaiblit alors et le malade devient rapidement
presbyte. Dans un degré plus avancé, on observe
même quelquefois une paralysie du nerf optique
(amaurose). L'ouïe, à son tour, se pervertit. L'haleine devient d'une fétidité repoussante à ce point
que la chambre du malade en reste longtemps im-
prégnée, même après sa sortie. C'est la période de
déclin qui s'ouvre avec l'olfaction et la gustation
abolies, et la suppression complète des fonctions de
la peau. On a pu observer alors du délire et des
convulsions, puis une fièvre irrégulière qui prend
le caractère de l'hectique ou lente nerveuse. Les
fonctions génératrices se perdent. Quelquefois une
pneumonie intercurrente emporte le malade, qui
est plongé dans le marasme, prélude d'une mort
inévitable, au moment de laquelle il ne peut satisfaire encore ni sa faim dévorante ni sa soif inextinguible ; enfin, une diarrhée colliquative vient mettre
un terme à ce drame morbide par une fin douloureuse et prompte.

Les symptômes peuvent prendre aussi un autre mode d'évolution ; au lieu d'être lents et progressifs, ils peuvent débuter d'emblée. Une soif et une faim insatiables surviennent ; ces deux signes sont proportionnels à la quantité d'urine évacuée qui peut aller, a-t-on dit, jusqu'à 60 kilogrammes en 24 heures. Mais ce tableau navrant de la maladie, on le comprend, ne s'observe presque jamais à Vichy, dont les eaux ne sont plus appropriées à ces degrés de gravité, qu'elles ne peuvent que précipiter vers le terme fatal.

Le diabète peut prendre encore un autre mode de développement. Toutes les sécrétions physiologiques, on le comprend, sont fatalement en souffrance, absorbées qu'elles sont par la sécrétion urinaire. Les gencives deviennent molles et douloureuses, offrant les phénomènes de l'intoxication mercurielle ; le pouls revêt un caractère franchement fébrile au moment de la digestion. Les aliments et les matériaux qui nous constituent prennent la route des reins : on dirait que l'organisation tout entière va se fondre en urine. La sécrétion urinaire peut devenir douloureuse, le marasme vient clore la scène. Il y a, pour ainsi dire, fonte urineuse générale du corps. L'écoulement immo-

déré de l'urine s'accompagne de dysurie, avec
irritation locale de l'urèthre parfois très-doulou-
reuse. A ce phénomène s'en joint un autre, l'émission du fluide prostatique, qui a induit en erreur
bien des praticiens. Puis une petite toux sèche se
déclare; c'est le prélude d'une affection tuberculeuse des poumons, la phthisie pulmonaire, dont
les progrès prennent quelquefois les caractères de
la phthisie galopante. La diarrhée enfin vient mettre
un terme à cette longue agonie.

Que si la mort est le terme fréquent du diabète,
empressons-nous de le dire, on a pu, grâce aux
progrès de la médecine, maîtriser des phénomènes
morbides aussi alarmants.

Eu égard à des appréciations cliniques plus rationnelles, à la médication alcaline de Vichy, secondée par les agents dont dispose la matière
médicale, les moyens hygiéniques et les bains de
mer, on peut maîtriser des phénomènes morbides
aussi alarmants. On est arrivé aujourd'hui, sinon
à une guérison radicale, irrévocable toujours, du
moins à pallier et à éteindre d'une façon complète
des symptômes si graves, qui exigent, en raison de
leur récidive, la vigilance continue du médecin,
comme du malade.

A l'aide des eaux de Vichy méthodiquement employées, le retour à la santé peut s'effectuer, et celui-ci s'annoncera d'abord par le rétablissement
progressif de l'état général ; puis par une diminution notable de la sécrétion urinaire qui perdra
insensiblement sa saveur sucrée, par des déjections
alvines moins rares et moins dures, par la régu-
larité des fonctions digestives, la disparition de cet
appétit anormal et par un embonpoint successif.
Les fonctions génitales reprendront insensiblement
leur activité ; la soif surtout se régularise et devient
beaucoup moins impérieuse ; c'est un des premiers
phénomènes que l'on observe à Vichy. Plus tard la
peau reprend ses fonctions éteintes, et quelquefois
une transpiration abondante devient la crise heu-
reuse, qui est le présage d'une santé prochaine.

Je ferai toutefois observer que ce phénomène
critique dont je viens de parler, est en effet le dernier peut-être à obtenir de la médication alcaline.
Le rétablissement des fonctions de la peau ne peut
être provoqué, a-t-on dit, qu'avec une extrême difficulté. Il est permis, sans doute, de s'inscrire en
faux contre une telle assertion, résultant de ce que
l'on n'a pas utilisé toutes les ressources dont dispose la médication alcaline de Vichy. Ce préjugé

4

provient de l'incurie du praticien, obsédé assurément par ses trop nombreux clients, et s'est depuis enraciné dans la pratique locale ; il n'en serait pas ainsi, et je le proclame, si l'on eût toujours pensé à recourir aux moyens si actifs que nous présente, dans le cas particulier, la médication hydrocarbonique, secondée d'ailleurs par les bains ou les douches de vapeur. Ainsi la transpiration cutanée, phénomène si désirable, si avantageux dans ses suites à propos du diabète, ne résiste aux eaux de Vichy qu'en raison même de l'injuste abandon affecté pour cette médication dont je viens de parler. On sait en effet toute la puissance de l'acide carbonique et des bains de gaz pour provoquer la sudation, alors que cet agent énergique est aidé d'ailleurs des bains alcalins et des douches de vapeur.

Cette sudation critique, il est donc vrai, est difficile à obtenir ; mais l'on ne peut du moins l'affirmer qu'après avoir recouru à tous les moyens dont dispose le régime balnéaire, et ce vrai, confirmé par quelques médecins de Vichy, peut d'autant mieux n'être pas vraisemblable. Dans une monographie spéciale sur ce point (la *Médication hydrocarbonique à Vichy*), je me suis inscrit en faux contre cette tendance rétrograde, à l'égard de l'acide car-

bonique et de son emploi en médecine thermale ; —
tendance dont le malade devient fatalement la vic-
time d'abord, et notre établissement ensuite, sur
qui plane un discrédit immérité avec les paradoxes
qui en sont le principe.

Arrivé à cette période où la sudation critique est
enfin survenue, l'urine reprend de plus en plus son
caractère normal ; d'inodore qu'elle était, elle reprend son odeur ammoniacale, et l'harmonie peut
ainsi se rétablir dans toutes les fonctions organiques.
Je ferai toutefois observer que cette amélioration se
prononce avec une extrême lenteur et que longtemps encore la présence du sucre pourra survenir
dans l'urine ; celui-ci est néanmoins assez prompt à
disparaître sous l'influence des eaux minérales de
Vichy.

Cet exposé des phénomènes morbides nous fait
pressentir de quelle grave importance est l'examen
de l'urine dans cette cruelle affection ; le caractère
de ce liquide fait aussitôt juger de la maladie et
l'on peut en suivre l'évolution par les changements
survenus dans la quantité et la qualité du fluide al-
téré. Cet article exigeant une mention spéciale au
point de vue de son importance, je vais m'occuper
de cette étude au chapitre suivant.

## CHANGEMENTS SURVENUS DANS LES LIQUIDES DE L'ORGANISME.

Les altérations morbides que subit chacun des liquides organiques dans cette affection une fois généralisée dans l'économie, offrent un intérêt réel.

L'examen de la salive nous présente un degré d'acidité franche, suppléant son alcalinité normale. Cette notion a donné à M. Bouchardat l'idée d'asseoir une théorie aussi ingénieuse que romanesque sur l'étiologie du diabète ; elle repose tout entière sur le mode d'action des acides combinés à la fécule. Traitée en effet par les acides, celle-ci passe successivement de l'état de fécule à celui de dextrine et de ce dernier état à celui de glycose. Cette transformation se réaliserait, suivant ce chimiste distingué, dans la maladie qui nous occupe, car les symptômes disparaissent avec les aliments féculants et reviennent dès que le malade en fait usage. Le savant professeur dit vrai ; en effet : *sublatâ causâ, tollitur effectus.* Mais la cause, au point de vue de l'organiciste localisateur et de la chimiatrie ; la

cause, sans se soucier de la perversion des fonctions vitales, de l'élément dynamique général et
spécial qui est la raison ultime du diabète; la cause,
au point de vue de la chimie du laboratoire, mais
au mépris de la chimie vivante naïvement assimilée
à la première; la cause enfin, toujours au profit de
l'organe, mais au détriment du malade et de la
maladie; pures illusions d'amphithéâtre!...

Il n'y a pas que la salive qui perd son caractère
normal; la sueur offre aussi cette acidité dont je
viens de parler; on a même prétendu y reconnaître
la présence du sucre. Le sang contient aussi du
sucre : plus riche en sérum, moins en fibrine, moins
en albumine, il est, ainsi que les humeurs de l'économie, frappé d'une altération profonde dans cette
maladie où tous les systèmes sont entrepris. On a
prétendu qu'il était acide; ayant observé le contraire, je ne partage pas cette opinion, je le crois
*neutre.*

*Examen de l'urine.* — Ce qui nous frappe au
premier abord c'est la prodigieuse sécrétion de ce
liquide émise en un laps de temps déterminé, puis-
qu'elle peut s'élever jusqu'à 100 kilogrammes en
24 heures, suivant Fonséca; mais nos pères en médecine étaient d'une naïveté qui pouvait presque

s'élever à ce poids. Entre cette limite imaginaire et la limite ordinaire qui est de 840 grammes à 1 kilo en 24 heures, il est bien des degrés variables, suivant les circonstances individuelles. Baumes a cité un de ses malades qui rendait chaque jour 165 livres de ce liquide. L'a-t-il bien observé?... Heureusement qu'en ceci la foi ne s'impose pas!

Le grand physiologiste Haller pensait que cette sécrétion morbide exagérée tenait à une capacité plus grande du poumon pour l'absorption de l'humidité atmosphérique. Déjà, j'ai insisté sur ce point très-probable.

En général, les individus diabétiques émettent une quantité d'urine supérieure à celle des boissons ingérées, et la soif qui les tourmente est, suivant M. Bouchardat, proportionnelle à la quantité des aliments féculents qu'ils prennent.

*Caractères physiques.* — L'urine, ordinairement limpide et ressemblant à du petit-lait dans quelques cas, offre quelquefois une coloration blanchâtre, ayant une consistance telle que l'on a donné à la maladie le nom de *diabète laiteux.* Ce phénomène n'est-il pas sous la dépendance de l'hypersécrétion du fluide prostatique, dont j'ai eu déjà l'occasion de parler précédemment? Je suis de cet

avis, contrairement à ce que pensent certains médecins modernes qui n'ont pas hésité à voir dans
cette coloration l'influence d'une déviation du
chyle, ou le résultat d'un excès d'alimentation sucrée ou féculente : deux hypothèses aussi dénuées
de fondement.

La densité de l'urine diabétique l'emporte sur
celle de l'urine normale ; elle varie entre 1,030 et
1,074, d'après M. Bouchardat. Température $+12°$.
— Quant à la saveur du liquide, elle peut varier ;
tantôt elle est sucrée, tantôt insipide. Dans les
deux cas, elle contient un principe sucré et bien
qu'elle soit insipide, ce principe n'y existe pas
moins, mais sous un état moléculaire différent.
Cette saveur sucrée des urines a été comparée à
celle que fait percevoir le suc de bouleau ; c'est la
saveur normale des urines dans le diabète. Le
contact prolongé de l'air sur ce liquide le fait
tourner à l'acidité, au lieu de lui faire subir la
décomposition ammoniacale.

*Caractères chimiques*. — Pour apprécier à sa
juste valeur la composition de ce liquide excré-
mentitiel à l'état morbide, je dois jeter un rapide
coup d'œil sur sa composition normale. Les principaux éléments qui le constituent sont : 1° l'urée,

2° une matière animale gélatineuse, 3° l'hydrochlorate de soude et d'ammoniaque, 4° des phosphates de soude et d'ammoniaque, de chaux et de magnésie, et, en dernier lieu, on y constate la présence de trois acides, le phosphorique, l'acide urique et l'acide benzoïque. Telles sont les substances principales qui existent normalement dans l'urine en proportions variables; mais le principe qui en fait la base est l'urée, principe organique où l'azote prédomine, produit animalisé par excellence.

Gueudeville, Dupuytren et Thénard prétendent que l'urée manque totalement dans l'urine diabétique, où ce principe serait remplacé par le sucre qui s'y trouve en proportions variables. D'après ces praticiens, l'acide urique n'offrirait pas plus que l'urée de traces sensibles dans ce liquide privé également de phosphates et de sulfates. En organicistes de bonne foi, ils se sont donc empressés d'attribuer la cause prochaine du diabète à l'absence de l'urée et des autres principes.

Que si nous consultons des travaux plus récents, nous voyons que l'assertion précédente est entachée d'erreur, et l'urée se trouverait dans l'urine diabétique en même quantité qu'à l'état normal. Que si l'acide azotique est un réactif impuissant, ce fait tient à la proportion du sucre qui se trouve dans le liquide et y masque l'urée qui y est en dissolution. Je citerai, à cet égard, M. Kane, qui a constaté la présence du principe azoté, en se fondant sur la propriété que possède l'urée seule de se transformer en carbonate d'ammoniaque, à une température inférieure à $+ 100°$. M. Bouchardat est parvenu à isoler des cristaux de nitrate d'urée, en traitant par l'éther sulfurique alcoolisé des cristaux d'urine diabétique. Il évapore la liqueur, la soumet à l'action de l'acide nitrique et il obtient ainsi ce résultat.

Le diabète est une affection très-facile à distinguer de toute autre, et pourtant, elle n'éveille que rarement l'attention du malade ; et, dans ses débuts, pas davantage celle du médecin qui néglige trop souvent l'inspection et l'analyse des urines. Il importe donc d'appeler toute la sollicitude, même des gens du monde, sur cette grave question de pathologie.

Dès que l'on aura constaté une émission insolite d'urine, on pourra déjà soupçonner ou se mettre en garde contre une maladie imminente ; c'est alors le cas de recourir aux moyens d'analyse précédemment indiqués. Mais le praticien n'oublie pas qu'une polyurie abondante et produite presque tout à coup à la suite d'une maladie quelconque, peut lui en imposer, en simulant quelquefois le diabète ; l'analyse chimique, en pareil cas, a bientôt dissipé tout soupçon sur ce point. De plus, on ne doit pas oublier que la polyurie n'est souvent qu'un bien simple phénomène morbide, ordinairement passager et inhérent à certaines névroses, comme l'hystérie, ou apparaissant sous forme de flux critique, au déclin de certaines hydropisies ; ici pas de confusion possible, pour peu que l'on tienne compte des symptômes et de la marche de la maladie. La maladie de Brigth, non plus, ne peut être confondue, en raison de ses urines albumineuses que décèlent si promptement quelques gouttes d'acide azotique.

L'on peut, en un mot, distinguer le diabète de tous ces flux urinaires, purement symptomatiques, et qui sont sous la dépendance d'autres affections primitives,—phénomènes critiques, d'ailleurs favorables, qui deviennent le dénouement du drame morbide qui a précédé, comme un accès de goutte, une phlegmasie, une anasarque, etc. etc.

La question du pronostic mérite d'autant plus l'attention du malade ; car, c'est en s'en pénétrant, qu'il pourra assumer sur lui toute l'énergie volontaire exigible pour suivre le traitement et le régime avec la rigueur nécessaire. On ne doit donc pas l'oublier, le pronostic du diabète est toujours grave, surtout s'il existe comme complication d'une maladie antécédente. Si le diabète existe seul comme affection protopathique, on peut néanmoins fonder sur les ressources de l'art toutes les conclusions favorables possibles ; car les lumières jetées par la physiologie, la chimie, d'une part, puis, au premier chef, le concours de la balnéothérapie, l'hygiène, les bains de mer, ont beaucoup influé sur le traitement de cette affection, en atténuant surtout sa gravité.

Déjà, j'ai exposé précédemment les circonstances et les modifications organiques qui peuvent conduire à un pronostic favorable, qu'on peut d'ailleurs espérer, bien que la maladie soit susceptible de durer plusieurs années ; mais, alors, l'état général est compatible avec une santé relative. Aussi longtemps que les forces digestives se maintiennent et qu'elles sont capables de compenser les pertes excessives qui s'opèrent par les voies urinaires, l'on est en droit d'attendre, à l'aide d'un traitement rigoureux, une amélioration prochaine.

# TRAITEMENT.

S'il est une question qui ait été l'objet de tant
de controverses, de tant de théories dissidentes,
c'est bien celle qui se rattache au traitement du
diabète sucré. A envisager l'obscurité, l'incertitude
qui règne sur l'étiologie de cette affection, l'on
n'est plus étonné de voir la thérapeutique si riche
en apparence, si pauvre en réalité. En jetant un
coup d'œil sur les idées des anciens, Celse, Arétée
et autres, nous voyons prévaloir l'emploi des astrin-
gents, la thériaque, le vin généreux et tout ce qui
peut tarir l'écoulement des urines.

C'est la médecine du symptôme, qui se dresse
devant nous, telle qu'elle existe à peu près de nos
jours ; puis nous arrivons, sans transition, à Rollo,
qui, le premier, sut donner au traitement de cette
maladie une impulsion plus rationnelle. La diète
animale, l'usage des corps gras et du lard, comme
l'entendaient Thénard et Dupuytren , l'abstinence

complète des végétaux, telle était la base d'une thérapeutique qui, sans être exempte de subtilité, attestait du moins un progrès réel.

Dupuytren et Thénard ont exclusivement préconisé la diète animale, se basant sur le défaut d'animalisation des substances ingérées. A la soif, ils opposent l'eau vineuse dont on détermine la quantité, la diète lactée ; mais ils proscrivent les légumes et les végétaux acides. S'il survient, à l'aide de ce régime, quelque amélioration, on doit le continuer, même après que l'urine a repris ses qualités normales. Il est rare toutefois que le malade puisse se prêter longtemps à l'administration d'une diététique pareille. L'estomac ne tarde pas à en être incommodé, et c'est alors qu'il faut en venir à l'emploi des moyens pharmaceutiques.

M. Bouchardat a vanté l'usage du pain de gluten ; mais sa préparation exige des soins intelligents et le concours d'une surveillance éclairée ; autrement il est détestable et les malades ne se soumettent qu'avec dégoût à l'usage permanent d'un tel aliment. Un progrès pourtant vient de se produire à cet égard, emportant avec lui un caractère vraiment utile, et appelé par suite à rendre d'importants services à la thérapeutique du diabète ; je m'em-

presse donc de le consigner ici, pénétré que je suis
de l'influence considérable de l'alimentation dans
cette maladie.

Le problème à résoudre en ce cas et qui, jusqu'alors, n'avait pas encore été résolu, était
de rendre ce pain agréable au goût, sans qu'il
pût ni indigérer ni provoquer la répulsion du malade, et cela, en lui conservant la composition
stricte qu'il doit avoir pour suffire aux indications
que l'on veut obtenir. MM. Bernardbeig et Sirben
viennent de résoudre heureusement cette difficulté.
J'ai moi-même apprécié ce nouveau pain de gluten,
et je n'hésite pas à confirmer sa supériorité sur
ses aînés. M. Jaurand, pharmacien de l'Empereur,
toujours dévoué aux idées de progrès utile, s'est
chargé du dépôt de ce nouveau produit, et les
malades de Vichy lui sauront gré de cette initiative,
qui est pour eux une garantie réelle.

Palmer est venu ensuite préconiser le pain chargé
de sauge; mais il n'a pas la moindre valeur, et il
devient bientôt intolérable en raison même de son
odeur pénétrante, incompatible avec l'aliment.
— Nous passons sous silence tous les agents issus
de cette polypharmacie qu'on a tour à tour vantés
et rejetés, pour mentionner seulement ceux qui ont

obtenu quelques succès. De ce nombre est l'extrait aqueux d'opium, associé au quinquina rouge : $\overline{aa}$ 0,30 centig. à prendre en trois fois dans les 24 heures. La constipation qui en résulte est ensuite combattue par le phosphate de soude, associé au petit-lait, et pour boisson, l'eau additionnée de quelques gouttes d'ammoniaque (6 à 8 par verre).

Le professeur Forget a préconisé lui-même cette médication dans le diabète accompagné de polyurie. On sait, en effet, la propriété de cet agent d'influer sur toutes les sécrétions en les diminuant. C'est toujours la médecine du symptôme, à courte échéance et par suite incapable de guérir. — Observons d'ailleurs que l'opium n'est pas, comme les solanées vireuses ou la strychnine, un médicament à accumulation d'action, dont les doses de chaque jour vont en augmentant d'intensité. Il en résulte la tolérance et ses dangers. Nous devons donc être sobres de l'opium dans cette maladie et n'y recourir que comme palliatif pouvant déterminer une diaphorèse utile dans cette circonstance.

Le baume du Pérou a été également utilisé d'une façon spéciale et presque exclusive dans le diabète par le Dr Van-Nes; et, si nous l'en croyons, il aurait obtenu des résultats concluants, des effets curatifs réels. Mais l'on doit surtout espérer beaucoup du concours des toniques dans cette affection qui, par ses progrès plus ou moins rapides, jette l'économie tout entière dans un état de prostration manifeste. L'huile de foie de morue, les eaux ferrugineuses, le quinquina, les amers remplissent ici une indication, celle de combattre l'altération dynamique qui est la suite de la maladie.

Les vésicatoires appliqués sur la région sacrée, mais surtout l'application des moxas et des cautères sur le trajet de la colonne vertébrale, suivant le conseil de M. le professeur Réné, tels sont les moyens desquels on doit attendre des résultats favorables. Mais hâtons-nous de déclarer que le traitement doit être en même temps hygiénique et médical; que ces divers moyens n'ont d'efficacité qu'à la condition d'être mis en usage concurremment avec la diète animale, et que, pris isolément, ils n'ont qu'un succès éphémère.

La médication hydrologique de Vichy, alors que son appropriation est bien adaptée à la constitution du malade et qu'elle révèle son opportunité, cette médication pourra seule intervenir plus utilement et consolider des résultats chancelants jusqu'alors; mais le régime n'en devra pas moins être observé encore.

5

Le praticien n'oubliera pas que lors même que tout marche vers la guérison, que la santé est en pleine voie de rétablissement, le liquide urinaire peut reprendre sa saveur sucrée, momentanément disparue, et que ce symptôme est le dernier à disparaître. Plus tard l'urine devient albumineuse, puis l'albumine disparaît pour faire place à l'urée (acide urique) qui, n'étant plus masquée par l'albumine, constitue le fluide urinaire normal.

N'oublions pas qu'il faut ménager et utiliser les forces de l'estomac, organe dont les fonctions méritent une attentive surveillance, et que nous devons avoir toujours présent à l'esprit l'adage hippocratique : « *Quò natura vergit, eò ducendum.* »

Ne donner donc au malade que les aliments qu'il pourra aisément supporter et digérer, étudier les susceptibilités de l'organe, régler la quantité de ces aliments, malgré les besoins impérieux, mais trompeurs, de l'organe digestif, tels sont les moyens qui doivent être secondés par la thérapeutique médicale. L'on ne perdra pas de vue ce fait important, c'est que le moindre écart de régime suffit pour entraîner une récidive toujours si redoutable, en raison de sa tendance à se reproduire.

# ACTION THÉRAPEUTIQUE DES EAUX DE VICHY

INTERPRÉTÉE AU POINT DE VUE DU VITALISME.

Nous n'avons jusqu'ici que passé en revue les divers moyens de médication rationnelle que subissent la plupart des malades avant de recourir aux ressources que présentent les eaux minérales appropriées au diabète. Il est, en effet, insolite d'observer, à Vichy du moins, cette affection à son début. Cette tendance déplorable est aussi bien le principe des insuccès futurs du traitement balnéaire assez souvent en France, alors qu'en Allemagne on observe beaucoup plus de guérisons effectives ; ce qui tient à ce que l'on se rend généralement aux eaux dès que la santé générale commence à s'ébranler. Aussi les résultats curatifs y sont-ils plus nombreux que chez nous, même à propos du diabète.

Nous sommes actuellement en face du vitalisme d'Hippocrate perfectionné et développé par Barthez et son illustre continuateur, M. le professeur Lordat.

C'est à cette source vive que nous puiserons d'utiles enseignements pour apprécier plus sainement qu'on ne l'a fait jusqu'ici, le mode d'action des eaux alcalines sur les diverses parties constitutives de l'agrégat vivant. Jugée sous ce point de vue nouveau, la médecine thermale nous offre du moins plus de rectitude dans l'appréciation des effets produits sur l'organisme, et des inductions d'une toute autre portée à l'endroit de la thérapeutique. Qu'est-ce donc que le vitalisme, tel qu'il est professé à l'école de Montpellier? C'est la doctrine de la force vitale, sorte d'entité, lorsqu'on la considère en dehors du corps vivant, mais qui revêt une haute importance clinique, lorsqu'elle associe constamment à l'état statique, l'état dynamique, qu'elle s'applique à la matière organisée.

L'école vitaliste sépare radicalement le règne des forces brutes de celui des forces physiologiques, étudiant l'être vivant dans la sphère à part où il se trouve et s'appliquant à découvrir toutes les causes visibles ou invisibles des phénomènes qui s'opèrent en lui. A son point de vue, l'homme, assimilé aux animaux par ses attributs biologiques, s'en sépare violemment par sa vie intellectuelle et morale; et c'est à ce noble privilège qu'il doit son titre légitime de roi de la création.

Le vitalisme le considère donc tout entier dans son organisation anatomique et dans son double dynamisme ; ce qui exige l'étude de trois sciences corrélatives : l'anatomie, la biologie et la psychologie empirique. — Comme principe absolu, on professe le dogme de l'unité de la vie, je veux dire cette union des actes du corps vivant, dont la tendance vers un but commun atteste le moi *physiologique* comme la solidarité des diverses parties constitutives de l'agrégat. — L'on doit enfin, ainsi que l'exprime M. le professeur Anglada, fonder les dogmes de la science, de façon à ce qu'ils s'appliquent aussi bien à l'interprétation des phénomènes du corps vivant dans l'état de santé et de maladie, dans les cures opérées par l'autonomie médicatrice de la nature, ou dans les actions de l'art, qui la seconde, la corrige ou la domine. — Que si le praticien base ses déterminations sur les tendances évidentes ou présumables de la nature, qu'il s'agit de seconder, de modérer ou de livrer à toute la liberté de son instinct médicateur, il obéit aux principes de la méthode naturelle, en suivant l'adage hippocratique : *Quò natura vergit, eò ducendum.*

La doctrine vitaliste envisage, comme l'un des plus difficiles problèmes de la thérapeutique, de savoir distinguer les cas où les troubles locaux sont primitifs et exercent leur influence sympathique sur l'état général, d'avec ceux où la maladie de l'ensemble organique tient la première place dans la chronologie du développement morbide. Tendre à découvrir le rapport qui lie l'un à l'autre, l'état général et l'état local, sans s'en laisser imposer par des apparences, tel est le but du médecin vitaliste. Et il n'est pas rare qu'il arrive à cette sage conclusion, qu'une affection dont le malade recherche à tout prix la guérison, n'est qu'un effort salutaire de la nature, un besoin morbide que le praticien doit respecter sous peine de voir survenir les plus graves complications. Ainsi entendue, l'indication mûrement réfléchie, dit M. Anglada, vise droit au mal, et le thérapeutiste voit diminuer tous les jours le nombre des cas où il est réduit, faute de mieux, au pis aller de la cure symptomatique et palliative. Je fais l'application de ces principes, rapidement exposés, à la thérapeutique des eaux alcalines de Vichy dans le diabète.

M. Mialhe, dont la théorie a beaucoup contribué à accréditer ces mêmes eaux dans la maladie qui nous occupe, a posé le traitement de Vichy comme une médication spéciale dans ce cas. Mais depuis

longtemps, M. le professeur Alquié, de Montpellier, avait combattu ces idées gratuites de l'illustre
chimiste : « N'est-ce pas là, disait-il, une illusion
pure? Le sang a-t-il perdu son alcalinité? N'y a-t-il
pas au-dessus de cette lésion une modification
vicieuse des forces vitales, sous l'influence desquelles s'opère la chimie vivante? Les disciples
de l'école vitaliste ont de très-légitimes raisons pour
soutenir cette thèse, à laquelle des expériences
ultérieures ont donné l'appui d'une sanction irrévocable. La polémique qui s'engagea entre MM. Bouchardat et Mialhe démontra en effet que le sérum
du sang d'un diabétique est alcalin comme le sérum
normal et qu'il réduit très-abondamment la liqueur
cupro-potassique. La théorie de M. Mialhe reposait
donc sur une illusion; il fallut y renoncer.

La médication thermale de Vichy n'en est pas
moins une médication spéciale; non pas comme
l'entend M. Mialhe, mais bien au point de vue de
cette modification vicieuse des forces vitales qui
président à la chimie vivante, dont s'inquiète si peu
l'illustre chimiste.

Qu'est-ce, en effet, que le diabète, une fois
confirmé dans l'économie, sinon une maladie *totius
substantiæ*, où tous les systèmes sont à la fois en-

trepris? Est-ce donc ici avec un médicament spécial
que l'on sera en droit d'espérer le rétablissement
de l'ensemble organique? Or, les eaux alcalines de
Vichy provoquent des résultats concluants dans cette
affection, non pas à titre de simples médicaments
alcalins dont l'action est bornée, mais par la stimulation générale qu'elles déterminent sur l'organisme abattu, prostré, par leurs effets favorables
sur les fonctions de la peau; en un mot, par leur
mode spécial d'agir d'abord sur l'ensemble du
système organique, et d'atteindre ensuite telle ou
telle partie constitutive de l'agrégat lésé.

Elles procèdent par la généralisation, pour arriver
ensuite au rétablissement de l'organe malade; et ce
quel'on observe d'abord est le rétablissement progressif des forces générales après lequel survient
la diminution ou la disparition du sucre dans les
urines, de la soif et de la faim. L'expérience clinique, jointe à l'observation de tant d'années, a
pleinement confirmé ce résultat. — C'est donc à
l'ensemble des forces vitales, à cette modification
vicieuse de leurs fonctions, que les eaux de Vichy
portent d'abord atteinte, pour ensuite s'attaquer à
la lésion locale qui commence ou s'opère. C'est bien
là confirmer en quelque sorte toute l'importance

de cette grande loi de solidarité organique dont s'inspire avant tout le vitalisme, et d'où procèdent tout d'abord les eaux minérales. Aussi comprend-on toute la supériorité de cette médication, la seule efficace ou possible, dès qu'il s'agit d'affection diathésique où toutes les parties organiques de l'ensemble sont à la fois frappées par la maladie. C'est qu'en effet, les eaux minérales, ainsi que le dit fort bien M. Patissier, « agissent surtout par « deux vastes surfaces, sur la muqueuse gastro- « intestinale et sur tout l'appareil tégumentaire. « Elles excitent ces deux membranes, qui, à leur « tour, réagissent sur les autres organes liés avec « elles par de nombreuses sympathies, activent « leurs fonctions et modifient leur vitalité. »

J'aborde l'administration spéciale des eaux de Vichy dans le diabète, comme les moyens pharmaceutiques, diététiques, hygiéniques qui doivent en même temps seconder cette médication active, et sans lesquels elle peut rester impuissante ou palliative.

Quelques médecins hydrologistes prétendent, sans raisons bien légitimes, que la médication alcaline de Vichy n'est que simplement palliative lorsqu'elle est appliquée à la glucosurie. Son étendue d'action, dans ce cas, n'atteindrait guère au delà des limites imposées à son administration. C'est là un préjugé fondé sur des observations inexactes, ou dans lesquelles toutes les ressources de l'art n'ont pas été concurremment employées de concert avec le régime balnéaire. Dans de telles conditions l'on peut, en effet, conclure que les eaux de Vichy ne sont que palliatives, si encore l'affection est trop avancée pour en obtenir des résultats positifs, si celles-ci dès lors sont inopportunes, ou si le malade n'a pas strictement observé le régime indiqué. Mais de ces conditions diverses ou des insuccès isolés, les eaux de Vichy ne sont pas responsables, et je maintiens ici qu'elles sont franchement curatives, non pas après un traitement unique de 25 à 30 jours, mais avec le temps nécessaire proportionnel à la chronicité, à l'intensité de la maladie. Le diabète est une de ces affections qui permettent de prendre des doses d'eau minérale assez élevées, de 6 à 8 verres par jour successivement, sans aller au delà, en commençant même par un chiffre moindre. Les bains sont, surtout dans ce cas, d'une prescription rigoureuse et doivent être concurremment employés, en vue de remplir une indication rationnelle importante, celle de rétablir les fonctions de la peau, souvent perverties ou abolies chez les diabétiques. Si la peau résiste à cette action, on aura recours aux bains ou aux douches de vapeur ; et s'il s'agit d'un cas exceptionnel où le malade a la peau rude, desséchée, parcheminée en quelque sorte, aux douches de vapeur on adjoindra les bains de gaz acide carbonique qui, en raison de leur énergie dans ce cas, manquent bien rarement leur effet, même dans les plus fâcheuses conditions.

Le praticien doit s'attacher à obtenir ce précieux résultat, toujours en vue de l'élément spécial et dynamique qui fait la raison fondamentale de l'état morbide. Le diabète nous offre, en effet, un mouvement fluxionnaire de toute l'économie vers les reins, et par suite, affirme M. le professeur Alquié, une diminution et un trouble de toutes les sécrétions. D'où, trois indications à remplir : 1º troubler, perturber le mouvement fluxionnaire ; 2º combattre l'élément spécial ; 3º soutenir et relever les forces de l'économie.

Ce principe posé, voyons comment la médication thermo-minérale de Vichy parvient à remplir exactement les conditions de ce programme. Ces eaux minérales, prises à l'intérieur ou en bains, agissent à titre de modificateurs organiques, exerçant une sorte de dérivation sur ce mouvement fluxionnaire rénal, par la stimulation qu'elles réveillent sur l'ensemble des organes digestifs. Ces mêmes eaux exercent, ainsi qu'on l'a dit, une surprise, une sorte de perturbation sur la sécrétion urinaire dont elles modifient l'émission et les propriétés physiques morbides.

En agissant sur la peau d'abord, dont elles tendent à réveiller les fonctions éteintes, elles produisent aussi une action dérivative perturbatrice, tout en exerçant sur la muqueuse gastro-intestinale une stimulation nouvelle, d'où résulte l'équilibre physiologique. En dirigeant, modifiant, réprimant cette action dérivative perturbatrice, le praticien se rend maître des symptômes de l'affection et peut espérer en atteindre la cause, s'il est secondé dans ses prescriptions par le malade.

Pour combattre l'élément spécial, lequel réside dans cette altération des forces vitales sous l'influence desquelles s'opère la chimie vivante, les eaux de Vichy répondent aux conditions exigibles par les principes minéraux qui les constituent. C'est bien moins en rendant à l'organisme un principe qui lui manque, suivant M. Mialhe, qu'elles agissent réellement, mais en rendant aux fonctions assimi-

latrices leur équilibre physiologique jusque-là per-
verti. Le principe alcalin, le sel de soude, au même
titre que tous les autres tenus en solution dans ces
eaux, contribuent tous ensemble à amener cet
heureux résultat.

Quant à la troisième indication, soutenir et
relever les forces de l'économie, les eaux de Vichy,
dans la diversité de leurs sources, ne nous offrent-
elles pas encore les moyens utiles d'atteindre cette
fin désirable ? S'il y a abattement, prostration des
forces, phénomène assez habituel dans le diabète,
les sources ferrugineuses de Lardy ou de Mesdames
ne présentent-elles pas dans cette circonstance des
ressources assurément précieuses ?

En raison même de la variété de ces sources minérales, on le comprend, l'action collective s'adapte
à la fois aux indications diverses qu'il importe de remplir dans l'affection qui nous occupe. Mais, a-t-on dit,
cette action n'est que palliative et non persistante :
je suis d'un avis contraire, non que je prétende ici
que les eaux alcalines soient de véritables pana-
cées, dans le cas particulier même. Elles peuvent
échouer si l'affection est profonde, diathésique, et
si sa chronicité persistante a provoqué des troubles
fonctionnels graves. Je puis seulement avouer qu'en

thèse générale, les eaux de Vichy sont curatives dans le diabète et que leur action palliative est simplement exceptionnelle.

La médication thermale, en effet, comprend tous les moyens balnéaires actuels ou consécutifs qu'elle réclame. Je veux dire qu'elle ne se borne pas à l'administration exclusive de l'eau minérale en bains ou en boisson, mais qu'elle exige encore l'emploi des divers agents de la matière médicale dont l'opportunité peut se révéler concurremment, comme aussi celle des douches de vapeur, et des bains de gaz acide carbonique trop négligés jusqu'ici. Ces derniers seront prescrits surtout dans le but de remplir cette indication capitale, le réveil des fonctions de la peau, qu'il faut obtenir à tout prix. Et à ce sujet, l'on a trop légèrement accusé les eaux de Vichy de ne pouvoir produire ce résultat qu'avec une extrême difficulté. Une médication n'est complète que lorsqu'elle s'applique armée de tous les moyens, même accessoires, dont elle dispose. Autrement entendu, on peut proclamer l'impuissance des eaux minérales à provoquer la sudation, et l'on arrive ainsi à hanter les préjugés en médecine.

Le praticien qui confirme en effet que la sécheresse de la peau dans l'état diabétique est le phénomène qui résiste le plus au traitement ordinaire et ne s'obtient même point avec le concours des eaux, sait fort bien qu'il n'a pas employé tous les moyens que comporte l'ensemble de la médication thermale. Il a pu ainsi affirmer ailleurs que les eaux de Vichy sont purement palliatives dans le diabète, et ce qui est plus fort, c'est qu'on l'a cru. Que s'il eût observé ses malades au delà du temps prescrit pour la cure d'abord, qu'il eût ensuite ordonné les bains de mer comme traitement consécutif et dans une station méridionale surtout, il eût assurément confirmé aux eaux de Vichy des propriétés curatives qu'il leur a refusées. Dans la majorité des cas, les bains de mer constitueront en effet le traitement consécutif commencé à Vichy et consolideront les résultats obtenus, si, toutefois, l'état des forces du malade lui permet de réagir.

Cette médication, dit M. Bouchardat, devient un auxiliaire excellent à la reconstitution de l'état général, quand on est en mesure de l'obtenir, ce qui s'observe le plus fréquemment chez les diabétiques qui déjà ont subi le traitement thermal de Vichy. J'ajoute qu'il importe que ces bains de mer soient utilisés sous l'influence d'un climat chaud, dans une station méridionale et non sur les côtes de la Manche ou du Nord de la France. Puis, comme un exercice suffisamment actif est indispensable avec la médication marine, il n'importe pas moins que les malades puissent encore suffire à cette exigence impérieuse.

Mais à côté des faits où les eaux de Vichy jouissent d'une pleine efficacité, se trouvent ceux où elles sont aussi nuisibles que contre-indiquées. Les affections diabétiques, par exemple, où s'observe une débilité générale profonde du système nerveux central, ne sont plus justiciables du traitement thermal, aussi contre-indiqué que les bains de mer eux-mêmes, dès que le malade n'offre plus de prise à la réaction. L'action excitante des eaux de Vichy ne peut plus, en pareil cas, être tolérée; elles dépassent le but et aggravent la situation du malade.

Si donc l'on est en présence d'un malade depuis longtemps affaibli par les excès de tous genres et l'évolution de la maladie, on doit lui interdire les eaux de Vichy. Les affections diabétiques survenues à la suite d'abus des boissons alcooliques, de l'onanisme, ou d'une intoxication mercurielle, résultant d'un traitement vénérien prolongé, sont les cas ordinaires qui entraînent ces névropathies profondes où les eaux de Vichy sont nécessairement nuisibles.

D'un autre côté; lorsque l'évolution morbide est assez avancée pour déterminer ces troubles de la vision dont nous avons parlé déjà, troubles qui aboutissent à l'amaurose, les eaux alcalines de Vichy ne doivent être prescrites qu'avec une excessive réserve. Lorsque ces troubles sont nettement confirmés, que l'amaurose, phénomène consécutif du diabète, est à son début, les malades doivent être alors éloignés de nos eaux, pour y revenir lorsque l'amélioration aura été établie.

Existe-t-il d'autres symptômes graves, ou complications ultimes de la maladie, comme cette fétidité particulière de l'haleine, toujours pathognomonique, ou une toux sèche caractéristique, un état prononcé de marasme, ou bien encore un mouvement fébrile habituel? Tous ces faits constituent autant de contre-indications du traitement thermal de Vichy. Dans ces cas l'économie est profondément atteinte et nullement en mesure de suffire à l'excitation thermo-minérale.

En dehors des circonstances précédentes, le diabète peut être radicalement modifié et guéri par les eaux de Vichy. Mais le traitement thermal, en ce cas, ne se compose pas seulement, ainsi que le confirme M. Durand-Fardel, de bains, de douches

6

générales et de l'eau minérale en boisson. Il se compose encore et surtout de douches de vapeur, des
douches ascendantes et particulièrement des bains
de gaz acide carbonique. Il se compose aussi des
moyens propres à confirmer les résultats obtenus
à Vichy, et parmi eux sont au premier rang les
bains de mer dans une région méridionale, pris
avec le concours si favorable d'un climat chaud.
Tous ces moyens ont été, on ne sait pourquoi,
omis par le praticien de Vichy, qui n'en a pas moins
envisagé le traitement comme purement palliatif
dans le diabète.

Ce sont, en général, les sources froides, sauf les
cas de complications, qui paraissent les mieux
appropriées pour combattre l'affection. Les sources
de *Lardy*, de *Mesdames*, et même des *Célestins*,
quand il s'agit de remplir une indication importante,
d'exciter, par exemple, de provoquer une stimulation plus active, sont celles qui doivent être préfé-
rées.

Il est bien entendu que le régime diététique doit
marcher de front avec le traitement thermal; sa
haute importance exigeant une mention particulière,
je vais m'en occuper immédiatement.

# DE L'INFLUENCE DU RÉGIME ALIMENTAIRE

## DANS LE DIABÈTE.

En jetant un coup d'œil général sur les idées de M. Bouchardat relativement à cette maladie, nous sommes autorisés à conclure :

1° Qu'il s'opère chez les diabétiques une transformation de la fécule en sucre, *telle qu'on l'opère dans les laboratoires par l'action de la diastase* ;

2° Que tous les malades affectés de diabète ont un goût prononcé pour les féculents, le pain, le sucre, etc.

3° Que la quantité de sucre contenue dans les urines est en raison directe des aliments sucrés et féculents ingérés;

4° Que la soif est aussi en raison directe de ces aliments ingérés ;

5° Qu'enfin, pour guérir un diabétique, il faut supprimer complétement les boissons et aliments sucrés ou féculents, remplacer le pain ordinaire

par du pain de gruau ou de gluten, préparé à cet
effet, et prescrire une alimentation essentiellement
azotée.

Ces conclusions qui ne doivent pas être prises au
pied de la lettre, lorsqu'il s'agit de les appliquer à
la maladie, nous laissent néanmoins à penser de
quelle importance est le régime en pareil cas. Ce
n'est, en effet, qu'à la condition de le maintenir
avec une extrême rigueur au début que l'on peut
espérer des résultats favorables. Mais pour éviter
cette uniformité du régime alimentaire qu'on impose
d'ailleurs aux diabétiques et contre lequel s'in-
surge leur estomac, d'une part, leurs appétits, de
l'autre, ne peut-on pas utilement compenser la
diète végétale par la diète animale, sans être obligé
d'imposer l'une à l'exclusion de l'autre, au détriment de l'organisation? C'est mon avis, et l'on peut
se relâcher de cette prescription rigide, imposée au
malade à propos du traitement avec le concours des
eaux de Vichy, aidé d'ailleurs de tous les moyens
accessoires qui complètent cette médication.

La diète végétale interviendra donc très-utilement,
dès que les premiers symptômes auront été amé-
liorés; et son absolue nécessité serait fondée sur
ce fait, que l'homme étant, il est vrai, omnivore, est

néanmoins plus porté à la diète végétale par l'organisation de son appareil digestif. Il se rapproche plus de l'animal herbivore que du carnivore ; ce qui fait ressortir l'importance du régime végétal et les inconvénients qui résulteraient de son absence complète. Les végétaux où la fécule prédomine seront donnés avec beaucoup de réserve, et proscrits sans doute au début. Mais on peut en permettre l'usage, suivant l'amélioration progressive ; et la question du régime ainsi interprétée, on évitera cet exclusivisme dont M. Bouchardat semble nous donner l'exemple, dans ses conclusions précédentes, *toujours au profit de l'organe, mais au détriment du malade et de la maladie.*

L'empire de la chimie a pris, à Vichy, de profondes racines qu'il importe de briser aujourd'hui. Ce règne a singulièrement pâli sous le coup des mécomptes formels qui en sont résultés. L'on prescrivait les eaux, parce qu'il fallait des alcalins à l'économie qui en était privée, disait-on. Mais il ne suffit pas d'ingérer des alcalins dans l'organisation ; il faut encore savoir comment ces substances vont se comporter dans l'appareil digestif et respiratoire ; en un mot, comment elles vont être assimilées suivant la période de la maladie, *sous l'influence de*

*la chimie vivante*. Ce dernier point était complète-
ment méconnu, et c'est si peu par les alcalins que
les eaux de Vichy réussissent, que plus on en
prend et moins les urines deviennent alcalines.
Elles deviennent acides, lorsqu'elles sont prises à
doses élevées.

L'ère de la chimiatrie, à Vichy, nous remet en
mémoire le règne de Stoll, comme celui des chimistes actuels. — Nous savons, en effet, qu'à l'époque où l'élève de Sydenham florissait, les esprits
s'étaient voués avec entraînement au culte de l'anatomie pathologique. On faisait de la thérapeutique
à l'amphithéâtre, comme bien des chimistes de nos
jours ; ce qui conduisait à traiter une épidémie d'une
manière uniforme, à quelque époque qu'elle se pré-
sentât, et conformément aux lésions anatomiques de
l'intestin.

L'empire de la chimie n'a-t-il pas une même
tendance ? Mais l'anatomie pathologique, comme
la chimie elle-même, ainsi que l'exprime fort
bien M. Trousseau, ne vient qu'au second rang
dans la thérapeutique. Il faut interroger l'homme
vivant, avant qu'il ne soit devenu cadavre, et l'on
ne doit pas s'en laisser imposer par la lésion anatomique, pour traiter de la même façon des ma-

ladies, qui ayant une même lésion sont différentes intérieurement. C'est là précisément l'erreur dans laquelle est tombée la chimie appliquée exclusivement au traitement des maladies en général et du diabète en particulier. Or, ni M. Bouchardat, avec la découverte de sa diastase, ni M. Mialhe, avec ses alcalins, n'ont su parvenir à porter atteinte à cette lésion dynamique, cet élément fluxionnaire, qu'ils ont méconnu, et en vertu duquel tous les liquides de l'économie semblent converger vers les reins. Que si vous enlevez à un diabétique les matériaux nécessaires à la formation du sucre, nul doute qu'il ne formera pas de sucre, mais seulement pendant le temps où on le prive de ces éléments : Triste et misérable médication !

Aura-t-on, en effet, guéri le malade de la disposition qu'ont ses organes à fabriquer du sucre en excès? Evidemment non ; car on n'aura point attaqué la maladie dans la lésion vitale qui la constitue. Avec le traitement hanté par la chimie, si le malade revient même à l'état normal, il reste toujours à savoir si, après sa cessation, la maladie ne se reproduira pas ; et c'est ce qui a lieu. Donc, pour arriver à des résultats plus positifs, nous devons exclusivement envisager l'élément fluxionnaire, qui

domine l'affection tout entière, diriger tous les
efforts de la thérapeutique thermale ou autre contre
cet élément morbide par excellence, nous attacher
à le comprendre pour en suivre pas à pas les progrès et les entraver par une médication soutenue,
médicale autant qu'hygiénique, en observant l'a-
dage hippocratique dont j'ai parlé plus haut : *Quò*
*natura vergit, eò ducendum.* Pour arriver à ce but,
utilisons les ressources que la chimie et la physiologie nous ont offertes, autant que la chimie et la
physiologie pourront nous être réellement utiles,
toujours en vue de notre élément spécial, qui est
un, immuable et persistant, l'élément fluxionnaire.

J'insiste plus spécialement ici sur la nature
même de l'alimentation à prescrire aux malades,
suivant les diverses périodes de l'affection. La règle
stricte à suivre au début consiste donc dans la
suppression absolue de tout aliment féculent ou
sucré. On pourra plus tard, suivant les progrès obte-
tenus, revenir à un régime plus normal et moins
rigide.

Les aliments féculents qui doivent être proscrits, sont : le pain ordinaire, auquel on peut
suppléer par le pain de gluten, dont j'ai parlé précédemment, les pâtisseries de tout genre, le maïs,

la pomme de terre, le riz, le tapioka, les vermicelles, le macaroni. Les haricots blancs, pois, lentilles et tous les autres qui émanent des précédents, doivent être éloignés du régime habituel.

Tous les aliments sucrés, les confitures, le miel et le lait doivent être également proscrits.

Le malade peut, en revanche, choisir ses aliments parmi les suivants dont l'usage n'a aucun inconvénient : les substances azotées comme les viandes de toute espèce, rôties, grillées ou bouillies; — leur préparation sera toutefois privée des sauces auxquelles on allie les fécules habituelles. Les poissons d'eau douce ou de mer, les homards, les crevettes, etc. Les fromages à la crème, comme ceux qui ont fermenté, les œufs frais, quelle qu'en soit la préparation; tous les mets préparés ensuite avec la farine de gluten, et ils sont variés et nombreux.

Dans le régime végétal, on préférera les épinards au gras, les choux-fleurs, la laitue, la chicorée, les asperges, les artichauts, les choux, les haricots verts. La salade peut également faire partie du régime : chicorée, laitue, céleri, cresson; j'en excepte la betterave.

Comme hors-d'œuvre, les olives, les sardines, les radis, et comme entremets, chez certains malades,

les fraises préparées au vin ou à la crème sans addi-
tion de sucre, pourront être assez bien tolérées. Bien
des médecins ont pourtant sévèrement défendu
celles-ci, mais sans raisons bien autorisées. Les
expériences réitérées suivies par M. Jaurand chez
des diabétiques obèses, démontrent que l'usage des
fraises, prises même en très-grande quantité, ne
change en rien la proportion de sucre contenu dans
les urines, et ne provoque aucun trouble fonctionnel d'ailleurs. Je cite ici l'observation prise, entre
autres, chez l'un des clients habituels de Vichy, et
auquel le pharmacien de l'Empereur recommandait
l'emploi de ce fruit. Ce malade présentait dans ses
urines une proportion de sucre qui oscillait de
5 grammes à 8 grammes. Cédant un jour à son
goût prononcé pour cet aliment, il en mangea envi-
ron 500 grammes après son repas. Le lendemain,
ses urines ne renfermaient que 6 grammes 2/8 de
sucre au lieu de 5 grammes observés la veille. —
Il continua le jour suivant, même quantité, et les
urines analysées contenaient 5 grammes 5/9. Il
s'abstint le lendemain, et les urines présentaient
6 grammes 50 centigrammes. Le surlendemain, il
s'abstient encore, et la proportion de sucre s'élève ;
les urines en contiennent 8 grammes 50.

D'autres observations analogues recueillies dans les mêmes conditions, témoignent de l'innocuité des fraises chez les diabétiques qui en faisaient usage. On pourrait donc en permettre l'emploi sans qu'il résulte d'incidents fâcheux, à condition que le sucre sera exclu de la préparation et que la maladie sera arrivée à un état d'amélioration franche.

Parmi les liquides nuisibles et dont les diabétiques doivent s'abstenir, nous citerons la bière, les vins sucrés, comme toutes les liqueurs et limonades qui conservent ce goût.

Au contraire, les vins généreux, riches en tannin, seront fort utiles : les vins vieux de Bordeaux, surtout de Bourgogne, purs ou mélangés d'eau gazeuse, de Spa, Seltz, etc. Le café devient aussi un tonique recommandé, mais privé de sucre. Comme liqueur, le cognac, le rhum ou le kirsch, mais en faible quantité, peuvent aussi être utiles après le repas principal; puis enfin, les vins secs comme le marsala, le madère, le xérès, etc... La modération, bien entendu, doit présider à l'alimentation chez les diabétiques, et l'exercice après les repas, tant que les malades peuvent y suffire sans inconvénients.

Une autre considération qui doit faire partie inté-
grante du traitement, toujours en vue d'atteindre
l'*élément fluxionnaire*, c'est la gymnastique appliquée méthodiquement, et suivant l'état des forces du
malade. — Elle peut être concurremment employée
avec le traitement thermal, et aide singulièrement
ainsi à confirmer les résultats obtenus déjà.

La gymnastique vient alors, comme moyen puissant, seconder le praticien qui cherche à remplir
l'une des indications capitales du diabète; je
veux parler de la sudation, assez difficile à obtenir
chez la plupart des malades, en raison de l'inertie
radicale des fonctions de la peau. Il est alors bien
rare, sinon impossible, que le traitement thermal
de Vichy, secondé par les bains de gaz acide carbonique, d'une part, par la gymnastique médicale, de
l'autre, ne parvienne à triompher radicalement de
cet état morbide. Je romps donc ici en visière avec
la routine déplorable adoptée à Vichy par bien des

médecins qui, dans leur monographie, ont dédaigné jusqu'ici de traiter ce sujet, et j'ouvre une large parenthèse à la gymnastique, appliquée au traitement du diabète.

Ces dignes praticiens dont je parle, ont, il est vrai, une théorie officielle qui défraye leurs livres, leur polémique, leurs causeries ; une doctrine de parade enfin, apte à émouvoir l'opinion, si justement accusée par le fabuliste d'être de *glace aux vérités* et de *feu pour le mensonge.* Mais je me suis laissé dire qu'à Vichy la médecine a besoin pour réussir de marcher escortée de dupes et d'imbéciles. Aussi bien le malade est un être faible, et il en est tant parmi eux qui deviennent victimes de la réclame et de l'abus d'un titre, qu'on aurait tous les torts de ne pas utiliser ces précieux éléments de succès. *Vulgus vult decipi. Honni soit qui mal y pense!...*

Cette tendance ne doit pas néanmoins nous détourner du sujet bien autrement grave dont nous entretenons nos lecteurs. Le rétablissement des fonctions de la peau est donc un phénomène qu'il s'agit de provoquer à tout prix, et la gymnastique médicalement appliquée est d'un très-utile concours dans ce cas. Elle ne contribue pas moins à relever et soutenir les forces de l'économie, par le développement actif qu'elle imprime aux grandes fonctions organiques de la respiration et de la circulation générale. Elle hâte, en quelque sorte, la répartition uniforme de la vitalité dans toutes les parties du corps, le système musculaire et la périphérie.

La gymnastique peut aussi devenir un agent préventif ou de prophylaxie fort utile dans le but de s'opposer, et de prévenir cet affaiblissement des membres si fréquent chez les diabétiques, et qui, quelquefois, atteint jusqu'aux limites d'une paraplégie véritable. C'est habituellement les extrémités inférieures qui sont le siége de ce phénomène morbide, lequel annonce, lorsqu'il est confirmé, une période grave de la maladie. Comme les poumons peuvent aussi devenir le siége de complications non moins graves, il importe d'agir sur ces organes au même titre que sur les extrémités inférieures. Par conséquent, l'on doit ici insister sur les mouvements qui peuvent provoquer l'ampliation des vésicules pulmonaires et permettre à l'air d'arriver jusqu'aux dernières ramifications bronchiques.

On active ainsi l'oxygénation du sang tout en prévenant une affection pulmonaire plus tard. Cesdits mouvements se produisent à l'aide des appareils qui constituent le gymnase de chambre de M. Pichery, instruments non moins ingénieux qu'utiles et qui remplissent toutes les conditions d'appropriation aux divers degrés que comporte l'état général des forces du malade. Nous ne saurions ici entrer dans des détails plus étendus ; constatons seulement que la gymnastique médicale telle qu'elle est professée dans notre établissement par M. Pichery, est à la fois un bienfait pour la médecine thermale et les malades. Il est bien entendu que c'est au praticien seul à prononcer sur le degré plus ou moins grand d'appropriation de ce moyen thérapeutique, et à en prescrire lui-même la direction sur telle ou telle partie de l'organisme.

Il est encore un autre phénomène purement symptomatique sur lequel je dois insister ici ; je veux parler de la constipation, qui provient à la fois de l'influence du traitement thermal et de la maladie elle-même. C'est qu'en effet, l'action des eaux

alcalines de Vichy est constipante au premier chef,
et celle-ci s'ajoute à la constipation habituelle et
opiniâtre qui est inhérente au diabète.

Il importe donc de combattre activement une sem-
blable disposition, qui s'accroît d'ailleurs en raison de
ce fait d'avoir méconnu l'élément fluxionnaire, qui est
la raison du diabète. Plus, en effet, le praticien s'é-
loigne de cette grave considération ou la néglige,
plus la fluxion rénale domine la scène, pour absor-
ber en quelque sorte à elle seule toutes les autres
sécrétions.

Or, la sécrétion intestinale diminuant à mesure
que la précédente s'accroît, la constipation doit en
résulter fatalement. Car cette sécrétion intestinale
est vicaire de celle du rein, comme elle l'est de la
sécrétion cutanée et pulmonaire.

Il existe entre les diverses sécrétions de ces
organes une sorte de vicariat, de solidarité, fait
d'une haute importance dans l'application thérapeutique et toujours si négligé dans l'espèce dont il
s'agit. Pour arriver donc, à modérer, à dissiper
cet état de constipation habituelle, et qui s'aggrave
encore par l'action même des eaux, il importe surtout d'envisager d'autant plus cedit élément fluxionnaire, de s'attacher à le combattre par tous les

moyens, et d'en suivre tous les progrès; puis, comme moyens accessoires qui peuvent utilement venir en aide à la médication principale, les douches ascen_ dantes seront d'un concours favorable, mais borné toutefois.

Il serait mieux sans doute d'employer dans ce cas, comme le prescrit, à l'hôpital militaire, M. Durand de Lunel, son médecin en chef, une simple solution instantanée dans l'eau de Vichy d'une à deux cuillerées d'un sel purgatif, sulfate de soude ou de magnésie. On répète l'administration de ces doses fractionnées de sel pendant quelques jours, et constamment le matin à jeun. Il est bien rare alors que l'on ne triomphe pas de ce phénomène, susceptible de compromettre par sa permanence toute l'efficacité du traitement thermal.

Quant à la fièvre thermale, qui se produit sous l'influence des eaux, du huitième au dixième jour, sans être toutefois constante, elle ne saurait, dans le diabète du moins, constituer la moindre contre-indication. Elle devient, alors, un effet utile, désirable, en raison de ce qu'elle atténue et dissipe même l'expression symptomatique principale, l'existence du sucre dans les urines. Il faut néanmoins en surveiller la marche; sans suspendre le traite-

7

ment thermal. On sait, en effet, que si, par une cause quelconque, il survient un trouble fonctionnel chez un diabétique, le sucre disparaît des urines pendant toute la durée de ce trouble.

Lorsqu'un accès de fièvre éclate chez ce malade, toute trace de sucre se dissipe aussitôt. Mais la fièvre passée, le sucre réapparaît. Il est donc rationnel et logique de conclure ici à la non-suspension du traitement thermo-minéral, qui doit être continué et maintenu, à moins de contre-indications différentes ou plus graves.

L'on ne doit pas perdre de vue, enfin, l'influence de certains autres modificateurs hygiéniques dans le traitement du diabète. Je cite au premier, rang l'influence des climats chauds, où cette affection est d'ailleurs inaperçue et insolite. Ce séjour dans les pays méridionaux a suffi, dit-on, pour amener la guérison radicale du diabète. Le docteur Keith confirme avoir vu guérir six malades atteints de glucosurie, sous l'influence seule de ce moyen d'hygiène. En Angleterre où cette affection est assez fréquente, quelques médecins ont signalé des observations de guérison radicale par le fait seul de l'habitation des climats méridionaux chez des malades diabétiques dont l'affection s'était développée dans les pays humides et brumeux du Nord.

C'est qu'en effet, les conditions hygiéniques ont une importance capitale sur le traitement que comporte la maladie, et sont surtout favorables aux succès des divers moyens thérapeutiques qu'on lui oppose. L'influence des pays méridionaux doit donc être prise en sérieuse considération dans la pathologie du diabète, à ce point qu'on le voit tendre à disparaître insensiblement à mesure qu'on s'approche des contrées tropicales où on ne l'observe presque jamais.

Ainsi que nous l'avons fait pressentir ailleurs, nous n'avons pas à nous occuper ici de l'affection arrivée à un degré trop avancé pour espérer une résolution prochaine. Dans les cas, par exemple, où il existe des troubles formels de la vision, où il y a imminence de cataracte ou d'amaurose, complications ultimes de l'état général, il n'y a rien à attendre du traitement thermal, qui ne peut que précipiter l'évolution vers le terme fatal. J'en dis autant des circonstances morbides où l'albumine vient enfin apparaître dans les urines et y tenir en quelque sorte la place du sucre. C'est là un phénomène d'une insigne gravité, comme l'a constaté

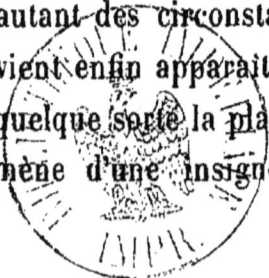

M. Rayer, et où les eaux de Vichy sont aussi impuis-
santes que nuisibles. Il importe donc de s'enquérir
de cet incident pendant la cure thermale, afin de pouvoir la suspendre à temps et congédier le malade
aussitôt, en lui conseillant surtout une médication
plus directement astringente et tonique.

# THÉORIE DE M. SCOUTETTEN

## RELATIVE AUX PROPRIÉTÉS ÉLECTRIQUES DES EAUX MINÉRALES.

Après dix années de recherches, de labeur opiniâtre et d'efforts incessants, M. Scoutetten a pré-
senté au monde médical une découverte originale,
considérable et susceptible de substituer aux théories creuses soulevées à propos du mode d'action
des eaux minérales, une conception rationnelle,
apte à satisfaire la raison, en ouvrant une voie plus
féconde à la médecine thermale.

L'Académie de médecine a honoré d'une singulière indifférence l'accueil empressé qu'elle eût dû
faire à l'exposition de cette nouvelle et ingénieuse
théorie. Le cerveau, sans doute très-dilatable, de
MM. les Académiciens ne put, de prime abord,
digérer cette idée de progrès conçu sans leur in-
tervention, et ils se renfermèrent dans cette sorte
de conspiration du silence qui rappelle fort peu

celui de Conrart. La Société d'hydrologie médicale, mieux avisée, a cru devoir un instant s'émouvoir de cet événement, et en a, du moins, remis la discussion à l'année prochaine. Quant à nous, humbles pionniers de la science, qui n'avons pas les mêmes instincts de dignité académique à faire valoir, nous n'avons vu dans cette découverte qu'un fait nouveau, d'une haute importance, appelé à jeter de vives lumières sur l'explication si tourmentée jusqu'ici des phénomènes produits sur l'organisme par les eaux minérales.

Nous saluons donc, sans prévention aucune, ce réveil des idées dynamiques tenté avec persistance par l'illustre professeur de Strasbourg, et d'autant plus que l'école vitaliste semble donner la sanction de son autorité aux faits inhérents à sa théorie. Celle-ci repose sur ce principe fondamental, irrécusable, reconnu par tous les hydrologistes et relatif à ce fait, que la composition chimique des eaux minérales ne rend nullement compte de leur action thérapeutique. Ce *quid divinum* invoqué par les auteurs anciens était en définitive la seule explication donnée jusqu'alors sur cette grave question, ou équivalait à peu de chose près à ce *substratum* opposé même par nos méde-

cins actuels. Or, M. Scoutetten, après des expériences réitérées et nombreuses, nous démontre ce
*quid divinum* consistant simplement et logiquement
dans les propriétés électriques que révèlent les
eaux minérales en contact avec le corps vivant.
Toutes les eaux émanant des entrailles de la terre,
ce réservoir commun de l'électricité, portent, à
juste titre, le nom d'eaux minérales. — Toutes
celles qui, par contre, coulent à la surface du
globe, ne sont plus des eaux minérales. L'eau de
mer est dans ce cas, malgré ces 30 à 32 grammes
de principes minéraux par litre. Ainsi que l'a démontré fort bien M. Scoutetten, les eaux dites minérales
n'accusent à l'analyse aucune proportion d'oxygène,
elles sont absolument privées d'air; les eaux de rivière
jouissent au contraire de cet élément; on y constate
facilement la présence de l'oxygène. De là, cette
conclusion rationnelle, que les eaux minérales sont
négatives par rapport au corps qui y est plongé.
Elles dégagent du fluide électro-négatif. Les eaux
des lacs, des mers et des rivières dégagent toujours l'électricité positive; toutes renferment de
l'oxygène.

Armé du galvanomètre de Nobili, M. Scoutetten
constate qu'entre toutes les eaux, celles dites miné-

rales sont les seules qui jouissent d'une vitalité réelle en raison de leur exquise sensibilité (que l'on qualifierait encore de spéciale) trahie par cet instrument; — alors que les eaux de rivière ne produisent qu'une bien faible déviation de l'aiguille du galvanomètre. Ainsi les eaux répandues sur la croûte externe du globe offrent une déviation qui varie de 15 à 20 degrés au maximum. Celles dites minérales, sans être thermales, donnent de 70, 80 et même 90 degrés de déviation.

Notre savant observateur a confirmé, en outre, et il est d'accord en cela avec l'expérience de chaque jour, que les eaux sulfureuses sont celles qui dégagent les courants les plus énergiques et les plus stables. La pratique n'a-t-elle pas en effet et toujours maintenu, constaté ce résultat relatif? Ne nous a-t-elle pas appris que la fièvre thermo-minérale ou d'excitation est beaucoup plus hâtive et plus intense sous l'influence des eaux sulfureuses, que de toutes autres en général?

Cette fièvre qui quelquefois est poussée jusqu'à l'éruption cutanée sous le régime des eaux sulfureuses, avec symptômes généraux manifestes, témoigne tout au plus de son existence bénigne, souvent nulle, sous l'influence d'eaux minérales d'une autre nature.

N'est-ce pas là un fait d'un précieux enseignement et
susceptible d'une féconde application à la médecine
thermale? Avant d'aller plus loin, je m'empresse
d'ajouter que les eaux minérales ne témoignent de
leurs propriétés électriques que lorsqu'elles sont en
contact avec le corps vivant, qui fait alors l'office
de pile poreuse, ainsi que le dit judicieusement
M. Scoutetten; qu'il s'établit alors un courant électrique qui part constamment du liquide pour tra-
verser le corps qui le met en évidence. De là, ces
modifications thérapeutiques profondes exercées
sur l'organisme par ces mêmes eaux, dont on fait
encore aujourd'hui dépendre l'action de théories
aussi contradictoires que vides, fondées, les unes
sur l'absorption, très-contestable, des principes minéraux, les autres sur une simple action topique aussi
obscure que les précédentes.

Mais les propriétés électriques découvertes par notre savant hydrologiste, intervenant dès lors comme
causes efficientes des effets produits, le bon sens pratique le plus simple suffit pour comprendre toute la
portée considérable qui doit en résulter dans l'application à l'hydrologie. Le praticien consciencieux aura
désormais à compter avec les propriétés électro-dynamiques ou vitales des eaux qu'il prescrira à son

malade, alors que les seuls principes minéraux tenus
en dissolution et qu'une grossière analyse a cons-
tatés, guidaient jusque-là ses timides prescriptions.

Tout est simple, rationnel et logique dans cette
théorie de M. Scoutetten, et pourtant rien ne semble
plus difficile à reconnaître en haut lieu, du moins
dans les régions élevées de la science. C'est que notre
humaine espèce n'a pas toujours toute l'abnégation
désirable ou compatible avec les exigences d'un
progrès quelconque, et ce n'est qu'avec la massue
d'Hercule qu'on arrive à faire pénétrer une vérité,
même dans le monde savant. M. Scoutetten le sait
mieux que nous, et nous avons foi dans ses louables
efforts. — Quoi de plus simple, en effet, qu'une eau
sidérale qui se tamise en quelque sorte en passant
par les couches superficielles et profondes du globe,
le réservoir commun de l'électricité, que cette eau,
dis-je, acquière des propriétés électriques; qu'après
ce parcours, elle revienne à la surface de la terre,
labourée pour ainsi dire, par des courants, électro-
magnétiques profonds, et témoignant alors de propriétés électriques, en contact avec le corps humain!
Quoi d'étonnant encore que cette eau devienne
ainsi un liquide vivant, animé, jouissant d'une sorte
de principe vital puisé dans les entrailles du sol et

qu'il perd insensiblement à sa surface ! Principe
vital, propriétés électro-dynamiques, le tout indé-
pendant, ou bien dominant le principe minérali-
sateur. Le plus simple bon sens suffit pour apprécier
ce fait important par lui-même et dans ses applications à l'étude des eaux minérales. Celles-ci,
d'après ces données rationnelles, produisent un re-
tentissement sur l'organisme, qui résulte des propriétés suivantes :

1° Les propriétés dynamiques communes à toutes
les eaux minérales, en dehors de leur composition
chimique, mais jouissant évidemment d'intensités
diverses, qu'il importe de connaître;

2° Les propriétés médicales, qui varient en raison
de la nature et des principes minéraux, plus ou
moins notables;

3° Les propriétés topiques, exerçant une stimulation localisée à la peau, et y déterminant quelquefois des symptômes éruptifs.

Des propriétés dynamiques, ajoute M. Scoutetten,
résulte l'excitation thermale, ou la fièvre thermo-
minérale, phénomène le plus souvent physiologique,
qui annonce, comme dans le diabète, par exemple,
que les eaux minérales travaillent sourdement l'organisme et préparent une modification générale,
d'où résultera plus tard la guérison.

Les propriétés médicales ne se revèlent bien que lorsque les eaux sont prises en boisson ; leurs effets résultent alors de la nature et de la quantité des principes minéraux qu'elles renferment. L'action médicamenteuse ne se produit en bains que d'une façon restreinte qui se confond ou entretient l'action topique, laquelle varie à son tour dans ses effets suivant la composition de l'eau minérale, son mode d'emploi et la durée du bain. Tels sont les principes bien rationnels qui dérivent de la théorie de M. Scoutetten et qu'il a développés lui-même.

Quant aux applications à la clinique thermale, n'est-il pas facile de comprendre les résultats féconds en précieux enseignements qui doivent en ressortir ? Aura-t-on à modifier intimement une organisation qui a subi des troubles fonctionnels profonds, graves, ainsi qu'il arrive dans cette grande classe des diathèses ? On devra nécessairement s'adresser à des eaux minérales, non pas les plus riches en principes, mais à celles qui témoignent de propriétés électriques effectives et puissantes.

D'un autre côté, le praticien dirigera lui-même le traitement avec une sollicitude d'autant plus constante qu'il s'agira d'eaux minérales plus actives en raison de leur électricité même, dont il apprécie

toute la puissante énergie. A lui encore d'en suspendre l'emploi ou d'y insister d'autant mieux, en
vue du principe électrique dominant la scène, et
non des principes minéraux dont l'action est secon-
daire et dominée par le précédent, surtout à l'endroit
du bain.

Je m'explique par un exemple pris au hasard.
— La ville de Tœplitz, véritable illustration thermale, appelée aussi le paradis terrestre de la
Bohême (et ses eaux minérales ne sont pas étran-
gères, au contraire, à ce qualificatif), est une station
minérale très-comparable à Vichy au point de vue
hydrologique. Les eaux de Tœplitz appartiennent
comme celles de Vichy, à la classe des eaux car-
bonatées sodiques ; mais elles ne renferment que
0,63 centigrammes de principes fixes, alors que
celles de Vichy, à peu près identiques quant à leur
caractère, en contiennent 6 grammes par litre.

Au point de vue chimique, les eaux de Tœplitz
sont presque sans valeur ; mais il n'en est plus de
même eu égard à leur action thérapeutique, dont
l'efficacité les place au premier rang et comme les
rivales de Vichy. — A quoi donc aboutiraient ici
les ridicules efforts de la chimie à déchiffrer l'énigme des mystérieuses propriétés des eaux minérales,

si l'on n'avait pour s'en rendre compte, l'influence indubitable des propriétés électriques? Le praticien sait donc que ces eaux minérales jouissent de propriétés tellement actives, en dehors des faibles principes qui les constituent, qu'il se gardera d'y adresser des malades chez lesquels il s'agit d'obtenir une excitation très-modérée. Jusqu'ici l'on n'avait, pour apprécier les diverses sources thermales, que le chiffre brutal des principes minéraux qu'elles renferment. On prenait une décision sur ce chef, et l'on s'exposait à subir les dangers les plus graves, parce qu'au-dessus de ces mêmes principes combinés à l'eau, plane l'action électro-dynamique méconnue, l'élément vital par excellence, provenant d'un état allotropique dont le foyer réside dans les entrailles du globe. Nous devons cette intéressante découverte à l'initiative éclairée, laborieuse, de M. Scoutetten. Nous ne faisons qu'acquitter une dette, en accueillant avec impartialité cette impulsion féconde imprimée à la science et qui d'ailleurs est toute humanitaire.

Je devais, dans cette étude, insister sur les considérations relatives à cette théorie, qui jette un nouveau jour sur la clinique thermale et peut nous offrir une autre source de documents sur la théra-

peutique du diabète. Elle contribue du moins à
préciser davantage l'action même des eaux de Vichy
auxquelles on a fait jouer, à mon avis, un rôle
beaucoup trop borné dans le traitement de cette
maladie. Nous sortons, avec les idées de M. Scoutetten, de l'étroite enceinte de l'empirisme, qui,
jusque-là, restait la seule règle de conduite, pour
entrer dans le domaine plus étendu des idées qui se
rattachent au dynamisme vital hanté par l'école
vitaliste. Le médecin hydrologiste, à l'aide de ce
puissant concours, peut ainsi préciser davantage le
mode d'impression qu'il convient d'imposer à l'économie malade, pour la modifier dans un sens favorable au retour de la santé. Je crois avoir mis suffisamment en relief le point principal sur lequel doit
se concentrer toute la sollicitude du médecin appelé
à traiter un malade diabétique.

« Toute maladie, affirme M. le professeur Angla-
« da, soulève une double question qui correspond
« à deux ordres de phénomènes : les uns organi-
« ques ou matériels, résultant de l'altération appré-
« ciable des solides ou des liquides; les autres
« dynamiques ou vitaux, cachés dans les profon-
« deurs de l'économie et vérifiés seulement par
« l'intelligence. C'est en étudiant les rapports et

« les combinaisons de ces deux ordres de faits,
« qu'on peut se promettre de résoudre, avec toute
« la précision qu'elle comporte, la question uni-
« taire du diagnostic, de l'étiologie et du traite-
« ment des maladies. »

C'est pour avoir négligé les uns pour trop sacri-
fier aux autres, que les chimistes ont cru devoir
s'ériger en maîtres dans l'art de guérir une maladie
qui ne saurait avoir d'autre localisation que l'économie tout entière. Les uns, en plaçant le siége de
l'affection dans l'estomac, ont commis une hérésie
au même titre que ceux qui l'ont placé dans le
sang dépourvu de son alcalinité normale. Mais la
nature, ce médecin par excellence dans les maladies, d'ailleurs si bien interprétée par la thérapeutique du vitalisme, a protesté par ses récidives toujours si graves, en général, et surtout dans l'espèce
particulière dont je viens de tracer le tableau.

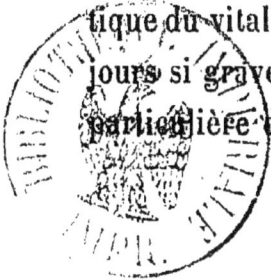

Viagrtaier, Impr. Lyou.

www.ingramcontent.com/pod-product-compliance
Lightning Source LLC
Chambersburg PA
CBHW071450200326
41519CB00019B/5699